U0384878

临床常见疾病诊断与康复治疗

马秋云 刘伟伟 李琳琳 王长龙 徐秀玲 王迪升 主编

吉林科学技术出版社

图书在版编目（CIP）数据

临床常见疾病诊断与康复治疗 / 马秋云等主编.
长春 ： 吉林科学技术出版社，2024．8． -- ISBN 978-7
-5744-1730-4

Ⅰ．R4

中国国家版本馆 CIP 数据核字第 2024P344M4 号

临床常见疾病诊断与康复治疗

主　　编	马秋云　等
出 版 人	宛　霞
责任编辑	李亚哲
封面设计	樊海红
制　　版	樊海红
幅面尺寸	185mm×260mm
开　　本	16
字　　数	160 千字
印　　张	10.625
印　　数	1~1500 册
版　　次	2024 年8月第1 版
印　　次	2024年10月第1次印刷

出　　版	吉林科学技术出版社
发　　行	吉林科学技术出版社
地　　址	长春市福祉大路5788 号出版大厦A 座
邮　　编	130118
发行部电话/传真	0431-81629529 81629530 81629531
	81629532 81629533 81629534
储运部电话	0431-86059116
编辑部电话	0431-81629510
印　　刷	廊坊市印艺阁数字科技有限公司

书　　号	ISBN 978-7-5744-1730-4
定　　价	64.00元

临床常见疾病诊断与康复治疗

编委会

主　编

马秋云　河北北方学院附属第一医院

刘伟伟　邹平市黛溪街道社区卫生服务中心

李琳琳　聊城市人民医院

王长龙　聊城鲁西康复医院

徐秀玲　济南市莱芜区鹏泉街道社区卫生服务中心

王迪升　高密市井沟镇卫生院

副主编

周梦笛　中国康复研究中心作业疗法科

王　磊　广州医科大学附属清远医院（清远市人民医院）

徐晓妃　定南第二医院

谢陈林　定南县第一人民医院

胡孝星　山东省青岛市流亭街道卫生院

前　言

本书为主要研究临床常见疾病诊断与康复治疗的著作。近年来，随着工作、生活节奏的不断加快，许多常见病的发生率也有上升的势头，给广大人民群众的健康带来严重的威胁。康复医学是一门研究残疾人及患者康复，使病、伤、残者的功能恢复到可能达到的最大限度，为他们重返社会创造必要条件的学科。本书从临床实际角度出发，主要介绍了内科疾病诊疗、妇产科疾病诊疗、康复治疗技术、中医康复治疗法等相关内容，对临床常见疾病的诊断与康复治疗进行了阐述。全书语言简洁，内容丰富，贴近临床，是具有一定参考价值的医学类专业书籍。

目 录

第一章　神经内科疾病诊疗 …………………………………………………………… 1

　　第一节　短暂性脑缺血发作 ………………………………………………………… 1

　　第二节　动脉粥样硬化性血栓性脑梗死 ………………………………………… 9

第二章　妇产科疾病诊疗 …………………………………………………………… 24

　　第一节　阴道炎 ……………………………………………………………………… 24

　　第二节　多胎妊娠 …………………………………………………………………… 30

　　第三节　异位妊娠 …………………………………………………………………… 37

第三章　康复治疗技术 ……………………………………………………………… 43

　　第一节　物理治疗 …………………………………………………………………… 43

　　第二节　作业疗法 …………………………………………………………………… 60

第四章　中医康复疗法 ……………………………………………………………… 68

　　第一节　中药康复法 ………………………………………………………………… 68

　　第二节　针灸康复法 ………………………………………………………………… 78

　　第三节　推拿康复法 ………………………………………………………………… 85

第五章　呼吸系统疾病的康复 …………………………………………………… 100

　　第一节　慢性阻塞性肺疾病 ……………………………………………………… 100

　　第二节　呼吸衰竭 …………………………………………………………………… 128

第六章　脑血管病的康复治疗 …………………………………………………… 141

　　第一节　脑卒中功能恢复的机制 ………………………………………………… 141

　　第二节　康复治疗程序及方法 …………………………………………………… 150

参考文献 ……………………………………………………………………………… 162

第一章　神经内科疾病诊疗

第一节　短暂性脑缺血发作

一、概述

短暂性脑缺血发作（TIA）与脑梗死是用 24 小时症状消失与否判断，即 TIA 产生的神经功能缺损症状在 24h 内完全消失。这一定义直接影响临床医师对 TIA 的治疗决策和预后判断。临床研究表明，典型 TIA 症状持续时间一般为数分钟到 1 小时。若每次发作持续 1～2 小时及以上可伴存神经损害。反复的 TIA 是脑卒中的先兆，是可干预的危险因素。我国 TIA 的患病率为每年 180/10 万，男女比例为 3∶1，患病人数随年龄的增加而增加，且差异较大。

二、病因和发病机制

（一）病因

TIA 危险因素包括以下方面。

（1）动脉粥样硬化，如颈动脉粥样硬化斑块形成、颈内大动脉粥样硬化狭窄等。

（2）心脏病，如心房颤动、瓣膜病变、卵圆孔未闭等。

（3）高血压、高脂血症、糖尿病和肥胖等代谢综合征。

（4）年龄大于 65 岁。

（5）雌激素替代治疗。

（6）吸烟。

（7）过度饮酒。

（8）体力运动过少。

另外，有学者发现高纤维蛋白血症、高 C 反应蛋白水平也是 TIA 独立危险因素。也有研究结果表明维生素 B 水平降低也可能导致 TIA 发作。

（二）发病机制

一般认为，根据 TIA 发病机制常分为血流动力学型和微栓塞型。血流动力学型 TIA 是在动脉严重狭窄基础上因血压波动而导致的远端一过性脑缺血，血压低于脑灌注代偿阈值时发生 TIA，血压升高脑灌注恢复时症状缓解。微栓塞型 TIA 又分为动脉—动脉源性 TIA 和心源性 TIA。其发病基础主要是动脉或心脏来源的栓子进入脑动脉系统引起血管阻塞，如栓子自溶则形成微栓塞型 TIA。主要表现以下几个方面。

1.微栓塞

栓子可来源于病变血管，也可来源于心脏，脱落的栓子随血流到达微血管并将其栓塞，但栓塞后的再通可使血流迅速恢复，症状消失。

2.血流动力学改变

在脑动脉粥样硬化或血管本身病变如狭窄等的基础上，某些因素引起低血压或血压波动时，病变血管区域血流显著下降，出现 TIA。

3.脑血管痉挛

脑血管痉挛是脑血液循环障碍的原因之一。临床常见于蛛网膜下隙出血、急进性高血压、偏头痛发作等。

4.其他

血黏稠度增高（如脱水、真性红细胞增多症、血小板增多症、高脂血症、血纤维蛋白原升高）、血液高凝状态、病理性血小板凝聚、糖尿病和低血糖等，均可诱发 TIA 发作。近年来研究提示炎症参与了脑缺血的病理生理学的过程，继发炎症促进了脑缺血的进一步发展。

三、临床表现

60 岁以上老年人多见，且男多于女。多在体位改变、活动过度、颈部突然转动或屈伸等情况下发病。TIA 的症状与受累血管有关，表现多样。

1.颈动脉系统的 TIA

较椎—基底动脉系统 TIA 发作较少，但持续时间较久，且易引起完全性卒中。最常见的症状为单瘫、偏瘫、偏身感觉障碍、失语、单眼视力障碍等。亦可出现同向性偏盲及昏厥等。

2.椎—基底动脉系统的 TIA

较颈动脉系统 TIA 多见，且发作次数也多，但时间较短。主要表现为脑干、小脑、枕叶、颞叶及脊髓近端缺血。神经缺损症状，常见为眩晕、眼震、站立或步态不稳、视物模糊或变形、视野缺损、复视、恶心或呕吐、听力下降、延髓性麻痹、交叉性瘫痪、轻偏瘫和双侧轻度瘫痪等，少数可有意识障碍或猝倒发作。

四、诊断及鉴别诊断

（一）诊断

诊断 TIA 要明确以下方面。

1.是否为真正的 TIA

患者如果具备突然起病、脑或视网膜的局灶性缺血症状、恢复完全、反复发作这 5 个特点，就可以做出 TIA 的临床诊断。

2.哪个血管系统发生缺血

一般认为颈内动脉系统引起的 TIA 多为颅外动脉或心源性微小栓塞所致，发生为脑梗死的危险性较大。最常见的症状为单瘫、偏瘫、偏身感觉障碍、失语、单眼视力障碍等，亦可出现同向性偏盲及昏厥等。而椎—基底动脉系统引起的 TIA 则多为血流动力学障碍所致，导致脑梗死者较少，主要表现为脑干、小脑、枕叶、颞叶及脊髓近端缺血。神经缺损症状常见为眩晕、眼震、站立或步态不稳、视物模糊或变形、视野缺损、复视、恶心或呕吐、听力下降、延髓性麻痹、交叉性瘫痪、轻偏瘫和双侧轻度瘫痪等，少数可有意识障碍或猝倒发作。

3.明确病因及发病机制

确定 TIA 的病因必须做以下检查：尿常规、血常规、血清生化、心电图、胸片、颈椎

X 线片等；另外，头部 CT、MRI、心脏超声、颅动脉多普勒、脑血管造影等亦为不可缺少的检查项目。

（二）鉴别诊断

本病临床表现具有突发性、反复性、短暂性和刻板性特点，诊断并不难。须与其他急性脑血管病和其他病因引起的眩晕、昏厥等鉴别。主要鉴别疾病有多发性硬化，偏头痛，癫痫发作，低血糖引起的昏厥、站立不稳，美尼尔综合征，周期性瘫痪等。

五、风险评估

TIA 患者早期发生卒中的风险很高，TIA 患者 7 天内的卒中风险为 4%～10%，90 天卒中风险为 8%～12%。因此，TIA 患者应进行紧急评估和治疗。

TIA 症状持续时间是最具预后判断价值的一项指标。一般认为 TIA 持续时间越长，发生组织坏死的可能性越大，短期内发生卒中的概率越大。研究表明以下 5 个独立因素与 3 个月内再发卒中的高度危险密切有关：年龄大于 60 岁，症状持续 10 分钟以上，有无力、语言障碍和糖尿病病史。临床上常用 ABCD2 评分来预测短期 TIA 患者发生卒中的风险，具体如下：低度风险（0～3 分），中度风险（4～5 分），高度风险（6～7 分）。

TIA 短期内发作的频度也具有预后判断价值，单一发作者预后要好于连续多次发作者，如果患者首次就诊后 24 小时之内又发作两次及以上，或就诊前 72 小时之内发作三次及以上，即所谓的渐强型或频发型 TIA，就很容易演变成脑梗死。

TIA 后发生卒中危险还与血管分布区有关，表现为单眼一过性黑矇（TMVL）的 TIA，其早期和长期的卒中危险比表现为半球症状的 TIA 要低，对于仅有 TMVL 而无半球症状的患者，TMVL 的发作次数和持续时间对同侧卒中的发生均无影响。以往认为后循环系统 TIA 预后较好，然而有证据显示，前、后循环系统 TIA 的长期预后没有差别，而且后循环系统 TIA 早期卒中危险还要高于前循环。其他具有预后判断价值的表现包括语言障碍、运动障碍和广泛的皮质症状。TIA 后再发脑卒中的临床表现包括有半球症状的 TIA 或卒中史，间歇性跛行，年龄大于 75 岁，男性。

TIA 的影像学及脑血管超声亦具有判断预后的价值。颅脑 CT 发现新发梗死的 TIA 患者短期内发生卒中的危险性高。动脉粥样斑块多见于 TIA 及卒中患者。表面严重不规则斑块与卒中和 TIA 明显有关，而管腔外形和斑块的部位不能预测卒中的危险。还有学者认为颈动脉狭窄超过 50% 的患者，颈总动脉僵硬度与卒中和 TIA 明显相关。

根据 TIA 研究专家共识，TIA 患者应进行全面的检查及评估如下：

（一）一般检查

一般检查包括心电图、全血细胞计数、血电解质、肾功能及快速血糖和血脂等项目。

（二）血管检查

应用 CTA、MRA、血管超声可发现重要的颅内外血管病变。全脑 DSA 是颈动脉内膜剥脱术（CEA）和颈动脉支架治疗（CAS）术前评估的金标准。

（三）侧支循环代偿及脑血流储备评估

应用 DSA、脑灌注成像和经颅彩色多普勒超声（TCD）检查等评估侧支循环代偿及脑血流储备，对于鉴别血流动力学型 TIA 及指导治疗非常必要。

（四）易损斑块的检查

易损斑块是动脉栓子的重要来源。颈部血管超声、血管内超声、MRI 及 TCD 微栓子监测有助于对动脉粥样硬化的易损斑块进行评估。

（五）心脏评估

疑为心源性栓塞时或 45 岁以下颈部和脑血管检查及血液学筛查未能明确病因者，推荐进行经胸超声心动图（TTE）和经食管超声心动图（TEE）检查，可能发现心脏附壁血栓、房间隔的异常（房室壁瘤、卵圆孔未闭、房间隔缺损）、二尖瓣赘生物以及主动脉粥样硬化等多种栓子来源。

（六）其他相关检查

根据病史做其他相关检查。

六、治疗

急性脑缺血发作是一种内科急症。一过性症状并不能排除发生脑梗死的可能性。TIA 新定义强调，当患者发生急性脑缺血症状时必须采取紧急行动。

早期评估与干预 TIA 发病后 48 小时内为卒中的高风险期，对患者进行紧急评估与干预可以预防病情的进一步恶化。优化医疗资源配置，建立以 ABCD2 评分分层为基础的急诊医疗模式，尽早启动 TIA 的评估与二级预防，可将 TIA 患者的卒中风险降低 80%。因此，建议新发 TIA 应按"急症"处理。

（一）栓塞性 TIA

1.心源栓塞性 TIA

持续性或阵发性心房颤动的 TIA 患者，建议长期口服华法林抗凝治疗（感染性心内膜炎患者除外），其目标国际标准化比值（INR）为 2.5（范围：2.0～3.0）（Ⅰ类，A 级证据）。对于禁忌抗凝药物的患者，推荐其单用阿司匹林（75～150mg/d）（Ⅰ类，A 级证据）。如果阿司匹林不能耐受者，应用氯吡格雷（75mg/d）联合阿司匹林，这与华法林出血风险相似，因此不推荐用于具有华法林出血禁忌证的患者（Ⅲ类，B 级证据）。对于具有较高卒中风险（3 个月内卒中或 TIA，CHADS2 评分 5～6 分，人工瓣膜或风湿性瓣膜病）的心房颤动患者，当需要暂时中断口服抗凝药物时，逐渐改用皮下注射低分子肝素治疗是合理的（Ⅱ$_a$类，C 级证据）。

2.非心源栓塞性 TIA

不推荐使用口服抗凝药物（Ⅰ类，A 级证据）。建议其进行长期的抗血小板治疗。阿司匹林（50～325mg/d）单药治疗（Ⅰ类，A 级证据）（Ⅰ类，B 级证据）和氯吡格雷（75mg/d）单药治疗（Ⅱ$_a$类，B 级证据），均是初始治疗的可选方案。如果患者对阿司匹林过敏或者不能耐受，并且患者具有卒中高危复发风险（每年大于 15%）或者已复发 1 次动脉源性缺血事件，建议使用氯吡格雷。

对于由于颅内大动脉狭窄导致的 TIA 患者，推荐使用阿司匹林而非华法林（Ⅰ类，B 级证据）。对于由于颅内大动脉狭窄导致的卒中或 TIA 患者，长期维持血压＜140/90mmHg 和总胆固醇水平＜5.2mmol/L（200mg/dL）可能是合理的（Ⅱ$_b$类，B 级证据）。

（二）血流动力学性 TIA

除抗血小板聚集、降脂治疗外，应停用降压药物及血管扩张剂，必要时给以扩容治疗，有条件的医院，可以考虑血管内、外科治疗。在大动脉狭窄已经解除的情况下，可以考虑将血压控制到目标值以下。

七、预后

发生卒中的预测因素包括年龄超过 60 岁，有糖尿病史，TIA 持续时间超过 10 分钟，肢体无力和语言困难。可能再发 TIA 的因素包括年龄超过 60 岁，肢体麻木，TIA 持续时间小于 10 分钟，既往有 TIA 多次发作史，弥散加权成像（DWI）异常的患者持续时间越长预示着更大的卒中危险。Landi 等研究发现，影响 TIA 预后的高危因素包括颈动脉狭窄大于70%，同侧粥样斑块伴溃疡，高危险的心源性栓子，表现为半球症状的 TIA，年龄超过 65 岁，男性，距上次 TIA 小于 24 小时。

Brown 等指出，首次 TIA 或卒中后短期内再发卒中的危险比心血管事件的危险要高。Rothwell 等最近提出了 6 点"ABCD"评分法来判断 TIA 患者的预后，研究发现，评分≥5 的患者中，早期再发卒中的危险为 27.0%；而评分小于 5 的患者中，7d 内卒中的发生率仅为 0.4%；评分小于 4 者也可能发生 TIA，甚至出现梗死灶。TIA 被公认为缺血性卒中最重要的危险因素，研究结果显示，50%的缺血性卒中患者有 TIA 史。近期频繁发作的 TIA 是脑梗死的特级警报。约 1/3 的 TIA 患者将发展为脑梗死。

国内报道，在初次 TIA 发作后 1 个月约 21%的患者会发生脑梗死，对短期内将要发展成脑梗死的 TIA 患者，应引起临床医师关注，积极治疗这类 TIA 患者至关重要。TIA 进展至脑梗死的相关因素分析首先主要考虑血管重度狭窄并血压波动，其次为微栓子因素和少见的红细胞增多等血液因素。TIA 反复发作可能反映了血流动力学障碍持续存在而未得到纠正或产生微栓子的病灶活动性较强。TIA 持续时间长短及发作时神经功能缺损程度则可反映栓子的大小、血流动力学障碍的严重程度及侧支循环的情况。

当 TIA 发作次数越多、单次持续时间越长，发生脑梗死的危险性相应增加。动脉粥样硬化是缺血性卒中的重要危险因素。因种族差异，亚洲人动脉粥样硬化好发于颅内动脉，而欧美人好发于颅外动脉。62%的 TIA 患者存在颈部或颅内血管狭窄，而颅内血管狭窄最为常见。高血压是脑梗死的独立危险因素。糖尿病极易引起脑部微小动脉疾病及腔隙性脑梗死，是大动脉粥样硬化的危险因素，也是公认脑梗死的重要危险因素。

脂蛋白（a）具有强烈的致动脉粥样硬化和使血栓形成作用，其水平的高低可反映动脉狭窄程度，脂蛋白（a）中的载脂蛋白（a）与纤溶酶原有高度同源性，可通过干扰纤溶系统使凝血及纤溶功能异常，导致高凝状态和血栓形成前状态，促使血栓形成。

国外研究表明，缺血性脑血管病血浆 D-二聚体增高时，D-二聚体微结晶容易析出，沉积于血管壁，直接损伤血管内膜。D-二聚体还会促进血小板黏附、聚集，使体内处于高凝状态。脂蛋白（a）及 D-二聚体在 TIA 的发生发展中均起一定作用。阿司匹林在缺血性脑血管病二级预防中的作用已得到广泛证实，TIA 急性期应用阿司匹林实际上就是早期的二期预防。TIA 发作后给予抗凝治疗可为粗糙的斑块表面提供一次修复的机会，血栓形成的减少使 TIA 发生的次数减少，也减少了进展为脑梗死的机会。

国内一项多中心随机对照研究显示，使用巴曲酶 3 天内可使 68.97% 的频发 TIA 得到控制，其中 12 小时内停止发作者占 38.46%。巴曲酶的作用机制是能降低纤维蛋白原，促使纤溶酶形成，降低血液黏度，抑制红细胞凝聚和沉降，增加红细胞通过毛细血管的能力，从而改善循环，迅速控制 TIA 发作，防止脑梗死的发生。

综上所述，可以认为 TIA 进展至脑梗死有许多危险信号，如高血压、高血糖、高水平脂蛋白（a）及 D-二聚体的升高。另外，对 TIA 发作频率高、持续时间长、发作时神经功能缺损程度重的患者应高度警惕。积极给予临床干预治疗，根据个体差异给予抗血小板聚集、抗凝、降纤溶治疗，能明显降低进展至脑梗死的机会。未经治疗的 TIA 患者，约 1/3 缓解，1/3 将反复发作，1/3 会发展为脑梗死。

临床研究发现，脑卒中患者中 15% 发病前有 TIA，近 50% 卒中发生在 TIA 后 48 小时内。因此必须积极治疗 TIA。高龄体弱、高血压、糖尿病、心脏病等均影响预后，主要死亡原因系完全性脑卒中和心肌梗死。

第二节　动脉粥样硬化性血栓性脑梗死

一、概述

脑梗死（CI）又称缺血性脑卒中（CIS），是指各种原因引起的脑部血液供应障碍，使局部脑组织发生不可逆性损害，导致脑组织缺血、缺氧性坏死或脑软化。由于脑梗死的部位及大小、侧支循环代偿能力、继发脑水肿等的差异，可有不同的临床病理类型，其治疗有很大区别，尤其是超早期（3～6小时）迅速准确分型，简单易行，对指导治疗、评估预后具有重要价值。依据牛津郡社区卒中计划的分型（OCSP）标准将CI分为四型，具体包括以下内容。

（一）完全前循环梗死（TACI）

完全前循环梗死表现为三联征，即完全大脑中动脉（MCA）综合征的表现，包括以下几个方面。

（1）大脑较高级神经活动障碍（意识障碍、失语、失算、空间定向力障碍等）。

（2）同向性偏盲。

（3）对侧三个部位（面、上肢与下肢）较严重的运动和感觉障碍。多为MCA近段主干，少数为颈内动脉虹吸段闭塞引起的大片脑梗死。

（二）部分前循环梗死（PACI）

有以上三联征中的两个、只有高级神经活动障碍或感觉运动缺损较TACI局限。提示是MCA远段主干、各级分支或ACA及分支闭塞引起的中、小梗死。

（三）后循环梗死（POCI）

后循环梗死可有各种不同程度的椎-基底动脉综合征，具体表现为同侧脑神经瘫痪及对侧感觉运动障碍；双侧感觉运动障碍；双眼协同活动及小脑功能障碍；无传导束或视野缺损等。为椎—基底动脉及分支闭塞引起的大小不等的脑干、小脑梗死。

（四）腔隙性梗死（LACI）

腔隙性梗死表现为腔隙综合征，如纯运动性轻偏瘫、纯感觉性脑卒中、共济失调性轻偏瘫、手笨拙—构音不良综合征等。大多是基底节和脑桥小穿通支病变引起的小腔隙灶。

OCSP 不依赖影像学结果，在常规头颅 CT 和 MRI 未能发现病灶时就可根据临床表现迅速分型，并提示闭塞血管和梗死灶的大小和部位，更适宜于临床工作的需要。根据结构性影像分型共分为以下四型。

（1）大（灶）梗死，超过一个脑叶，横断面最大径为 5cm 以上。

（2）中（灶）梗死，梗死灶小于一个脑叶，横断面最大径为 3.1～5cm。

（3）小（灶）梗死，横断面最大径为 1.6～3cm。

（4）腔隙梗死横断面最大径为 1.5cm 以下。

二、病因及发病机制

最常见病因首先是动脉粥样硬化，其次为高血压、糖尿病和血脂异常等。脑动脉粥样硬化性闭塞或血栓形成是造成动脉粥样硬化性脑梗死的重要原因。

脑动脉粥样硬化性闭塞是在脑动脉粥样硬化血管狭窄的基础上，由于动脉壁粥样斑块内新生的血管破裂形成血肿，血肿使斑块进一步隆起，甚至完全闭塞管腔，导致急性供血中断；或因斑块表面的纤维帽破裂，粥样物自裂口逸入血流，遗留粥瘤样溃疡，排入血流的坏死物质和脂质形成胆固醇栓子，引起动脉管腔闭塞。

脑动脉血栓形成是动脉粥样硬化性血栓性脑梗死最常见的发病机制，斑块破裂形成溃疡后，由于胶原暴露，可促进血栓形成，血栓形成通常发生在血管内皮损伤（如动脉粥样斑块）或血流产生漩涡（如血管分支处）的部位，血管内皮损伤和血液"湍流"是动脉血栓形成的主要原因，血小板激活并在损伤的动脉壁上黏附和聚集是动脉血栓形成的基础。

实验证实，神经细胞在完全缺血、缺氧后十几秒即出现电位变化，经 20～30 秒大脑皮质的生物电活动消失，经 30～90 秒小脑及延髓的生物电活动也消失。脑动脉血流中断持续 5 分钟，神经细胞就会发生不可逆脑梗死损伤，上述变化称为缺血性级联反应，是一个复杂的过程。

严重缺血时脑组织能量很快耗竭，能量依赖性神经细胞膜的泵功能衰竭，脑缺血引起膜去极化和突触前兴奋性递质（主要是谷氨酸和天门冬氨酸）的大量释放，细胞外液中的 Ca^{2+} 通过电压门控通道和 N-甲基-D-天门冬氨酸（NMDA）受体门控通道进入细胞内，细胞内由于 ATP 供应不足和乳酸中毒，使细胞内的结合钙大量释放，细胞内 Ca^{2+} 稳态失调在神经细胞缺陷损害中起重要作用，称为细胞内钙超载。受 Ca^{2+} 调节的多种酶类被激活，导致膜磷脂分解和细胞骨架破坏，大量自由基的形成，细胞产生不可逆性损伤。

在上述过程中，还包括有转录因子的合成及炎性介质的产生等参与。造成缺血性损伤的另一种机制是细胞凋亡。到目前为止，缺血性级联反应的很多机制尚未完全阐明，有待于进一步研究。

急性脑梗死病灶是由缺血中心区及其周围的缺血半暗带组成。缺血中心区的血流阈值为 10mL/（100g·min），神经细胞膜离子泵和细胞能量代谢衰竭，脑组织发生不可逆性损害。

缺血半暗带的脑血流处于电衰竭[约为 20mL/（100g·min）]与能量衰竭[约为 10mL/（100g·min）]之间，局部脑组织存在大动脉残留血流和侧支循环，尚有大量存活的神经元，如能在短时间内迅速恢复缺血性半暗带的血流，该区脑组织功能是可逆的，神经细胞可存活并恢复功能。缺血中心区和缺血半暗带是一个动态的病理生理过程，随着缺血程度的加重和时间的延长，中心坏死区逐渐扩大，缺血半暗带逐渐缩小。

因此，尽早恢复缺血半暗带的血液供应和应用有效的脑保护药物，对减少脑卒中的致残率是至关重要的，但这些措施必须在一个限定的时间内进行，这个时间即为治疗时间窗（TTW）。它包括再灌注时间窗（RTW）和神经细胞保护时间窗（CTW）。前者指脑缺血后，若血液供应在一定时间内恢复，脑功能可恢复正常；后者指在时间窗内应用神经保护药物，可防止或减轻脑损伤，改善预后。

缺血半暗带的存在除受 TTW 影响之外，还受到脑血管闭塞的部位、侧支循环、组织对缺血的耐受性及体温等诸多因素影响，因此不同的患者 TTW 存在着差异。一般人的 RTW 为发病后 3～4 小时，不超过 6 小时，在进展性脑卒中可以相应地延长。CTW 包含部分或者全部 RTW，包括所有神经保护疗法所对应的时间窗，时间可以延长至发病数小时，甚至数天。

三、病理变化

脑动脉闭塞的早期，脑组织改变不明显，肉眼可见的变化要在数小时后才能辨认。缺血中心区发生肿胀、软化，灰、白质分界不清。大面积脑梗死时，脑组织高度肿胀，可向对侧移位，导致脑疝形成。

镜下神经元出现急性缺血性改变，如皱缩、深染及炎细胞浸润等，胶质细胞破坏，神经轴突和髓鞘崩解，小血管坏死，且周围有红细胞渗出及组织间液的积聚。在发病后的4～5天脑水肿达高峰，7～14天脑梗死区液化成蜂窝状囊腔。超过3～4周，小的梗死灶可被增生的胶质细胞及肉芽组织所取代，形成胶质瘢痕；大的梗死灶中央液化成囊腔，周围由增生的胶质纤维包裹，变成中风囊。

局部血液供应中断引起的脑梗死多为白色梗死。由于脑梗死病灶内的血管壁发生缺血性病变，当管腔内的血栓溶解和侧支循环开放等原因使血流恢复后，血液会从破损的血管壁漏出，引起继发性渗出或出血，导致出血性脑梗死，也称为红色梗死。

四、临床表现

本病中老年患者多见，发病前多有脑梗死的危险因素，如高血压、糖尿病、冠心病及高脂血症等。常在安静状态下或睡眠中发病，约有1/3患者的前驱症状表现为反复出现 TIA。根据脑动脉血栓形成部位的不同，相应地出现神经系统局灶性症状和体征。患者一般意识清楚，在发生基底动脉血栓或大面积脑梗死时，病情严重，可出现意识障碍，甚至有脑疝形成，最终导致死亡。下面将对不同部位脑梗死的临床表现作一介绍。

（一）颈内动脉系统（前循环）脑梗死

1.颈内动脉血栓形成

颈内动脉闭塞的临床表现复杂多样。如果侧支循环代偿良好，可以全无症状。若侧支循环不良，可引起 TIA，也可表现为大脑中动脉、前动脉缺血症状或分水岭梗死（位于大脑前、中动脉或大脑中、后动脉之间）。临床表现可有同侧 Horner 综合征，对侧偏瘫、偏身感觉障碍，双眼对侧同向性偏盲及优势半球受累出现失语。当眼动脉受累时，可有单眼一过性失明，偶尔成为永久性视力丧失。颈部触诊发现颈内动脉搏动减弱或消失，听诊可闻及血管杂音。

2.大脑中动脉血栓形成

大脑中动脉主干闭塞可出现对侧偏瘫、偏身感觉障碍和同向性偏盲（"三偏"综合征），可伴有双眼向病灶侧凝视，优势半球受累可出现失语，非优势半球病变可有体像障碍。由于主干闭塞引起大面积的脑梗死，故患者多有不同程度的意识障碍，脑水肿严重时可导致脑疝形成，甚至死亡。皮质支闭塞引起的偏瘫及偏身感觉障碍，以面部和上肢为重，下肢和足受累较轻，累及优势半球可有失语，意识水平不受影响。深穿支闭塞更为常见，表现为对侧偏瘫，肢体、面和舌的受累程度均等，对侧偏身感觉障碍，可伴有偏盲、失语等。

3.大脑前动脉血栓形成

大脑前动脉近段阻塞时由于前交通动脉的代偿，可全无症状。远段闭塞时对侧偏瘫，下肢重于上肢，有轻度感觉障碍，优势半球受累可有 Broca 失语，可伴有尿失禁（旁中央小叶受损）及对侧出现强握反射等。深穿支闭塞时出现对侧面、舌瘫及上肢轻瘫（内囊膝部及部分内囊前肢受损）。双侧大脑前动脉闭塞时可有淡漠、欣快等精神症状，双下肢瘫痪，尿潴留或尿失禁以及强握和摸索等原始反射。

（二）椎—基底动脉系统（后循环）梗死

1.大脑后动脉血栓形成

大脑后动脉闭塞引起的临床症状变异很大，动脉的闭塞位置和 Willis 环的构成在很大程度上决定了脑梗死的范围和严重程度。主干闭塞表现为对侧偏盲、偏瘫及偏身感觉障碍，丘脑综合征，优势半球受累伴有失读。皮质支闭塞出现双眼对侧视野同向性偏盲（有黄斑回避），偶为象限盲，可伴有视幻觉、视物变形和视觉失认等。优势半球受累可表现为失读和命名性失语等症状，非优势半球受累可有体象障碍。基底动脉上端闭塞，尤其是双侧后交通动脉异常细小时，会引起双侧大脑后动脉皮质支闭塞，表现为双眼全盲，光反射存在，有时可伴有不成形的幻视发作。累及颞叶的下内侧时，会出现严重的记忆力损害，深穿支闭塞的表现如下：

（1）丘脑膝状体动脉闭塞出现丘脑综合征，表现为对侧偏身感觉障碍，以深感觉障碍为主，自发性疼痛，感觉过度，对侧轻偏瘫，可伴有偏盲。

（2）丘脑穿动脉闭塞出现红核丘脑综合征，表现为病灶侧舞蹈样不自主运动、意向性震颤、小脑性共济失调、对侧偏身感觉障碍。

（3）中脑脚间支闭塞出现 Weber 综合征或 Benedikt 综合征，前者表现为同侧动眼神经麻痹，对侧偏瘫；后者表现为同侧动眼神经麻痹，对侧投掷样不自主运动。

2.椎动脉血栓形成

若两侧椎动脉的粗细差别不大，当一侧闭塞时，通过对侧椎动脉的代偿作用，可以无明显的症状。约 10%的患者一侧椎动脉细小，脑干仅由另一侧椎动脉供血，此时供血动脉闭塞引起的病变范围，等同于基底动脉或双侧椎动脉阻塞后的梗死区域，症状较为严重。

延髓背外侧综合征（亦称 Wallenberg syndrome）常由小脑后下动脉闭塞所致。临床表现如下：

（1）眩晕、恶心、呕吐和眼球震颤（前庭神经核受损）。

（2）交叉性感觉障碍（三叉神经脊束核及对侧交叉的脊髓丘脑束受损）。

（3）同侧 Horner 征（交感神经下行纤维受损）。

（4）吞咽困难和声音嘶哑（舌咽、迷走神经及疑核受损）。

（5）同侧小脑性共济失调（绳状体或小脑受损）。由于小脑后下动脉的解剖变异较多，常会有不典型的临床表现。

3.基底动脉血栓形成

基底动脉主干闭塞，表现为眩晕、恶心、呕吐及眼球震颤、复视、构音障碍、吞咽困难及共济失调等，因病情进展迅速而出现延髓性麻痹、四肢瘫、昏迷，并导致死亡。

基底动脉分支的闭塞会引起脑干和小脑的梗死，表现为各种临床综合征，下面介绍几种常见的类型。

（1）脑桥腹外侧综合征：病变侧展神经和面神经瘫，对侧上、下肢上运动神经元性瘫及中枢性舌下神经麻痹。

（2）脑桥中部基底综合征：病变侧展神经麻痹和对侧偏瘫，常伴有双眼向病变侧协同水平运动障碍。

（3）闭锁综合征：脑桥基底部双侧梗死，表现为双侧面瘫、延髓性麻痹、四肢瘫、不能讲话，但因脑干网状结构未受累，患者意识清楚，能随意睁闭眼，可通过睁闭眼或眼球垂直运动来表达自己的意愿。

（4）基底动脉尖综合征（TOBS）：基底动脉尖端分出两对动脉，即大脑后动脉和小脑上动脉，供血区域包括中脑、丘脑、小脑上部、颞叶内侧和枕叶。临床表现为眼球运动障碍，瞳孔异常，觉醒和行为障碍，可伴有记忆力丧失，对侧偏盲或皮质盲，少数患者可出现大脑脚幻觉。

五、辅助检查

（一）血液及心电图

血液检查包括血小板计数、凝血功能、血糖、血脂及同型半胱氨酸等，有利于发现脑梗死的危险因素。

（二）头颅 CT

脑梗死发病后的 24 小时内，一般无影像学改变。在 24 小时后梗死区出现低密度病灶。对于急性脑卒中患者，头颅 CT 是最常用的影像学检查手段，这项检查对于发病早期脑梗死与脑出血的识别很重要，缺点是对小脑和脑干病变显示不佳。

（三）头颅 MRI

脑梗死发病数小时后，病变区域呈现长 T_1、长 T_2 信号。与 CT 相比，MRI 可以发现脑干、小脑梗死及小灶梗死。功能性 MRI，如 DWI 和 PWI，可以在发病后数分钟内检测到缺血性改变，DWI 与 PWI 显示的病变范围及相同区域，为不可逆性损伤部位；DWI 与 PWI 的不匹配区域，为缺血半暗带。功能性 MRI 为超早期溶栓治疗提供了科学依据。

（四）血管影像

DSA、CTA 和 MRA 可以显示脑部大动脉的狭窄、闭塞和其他血管病变，如血管炎、纤维肌性发育不良、颈动脉或椎动脉壁夹层（夹层动脉瘤）及烟雾样血管病等。作为无创性检查，MRA 的应用较为广泛，但对小血管显影不清，尚不能代替 DSA 及 CTA。

（五）TCD

对评估颅内外血管狭窄、闭塞、血管痉挛或者侧支循环建立的程度有帮助。应用于溶栓治疗监测，对预后判断有参考意义。

（六）单光子发射计算机断层扫描（SPECT）和正电子发射断层扫描（PET）

SPECT 和 PET 能在发病后数分钟显示脑梗死的部位和局部脑血流的变化。通过对脑血流量（CBF）的测定，可以识别缺血半暗带，指导溶栓治疗，并判定预后。

六、诊断与鉴别诊断

中、老年患者，有动脉粥样硬化、糖尿病及高血压等脑卒中的危险因素，在安静状态下或活动中起病，病前可有反复的 TIA 发作，症状常在数小时或数天内达到高峰，出现局灶性的神经功能缺损，梗死的范围与某一脑动脉的供应区域相一致，一般意识清楚。头颅 CT 在早期多正常，24～48 小时出现低密度病灶。DWI、PWI、SPECT 和 PET 有助于早期诊断，血管影像学检查可发现狭窄或闭塞的动脉。脑梗死须与下列疾病鉴别。

（一）硬膜下血肿或硬膜外血肿

多有头部外伤史，病情进行性加重，出现偏瘫等局灶性神经功能缺失症状，可有意识障碍，以及头痛、恶心和呕吐等颅内高压征象。头颅 CT 检查在颅骨内板的下方可发现局限性梭形或新月形高密度区，骨窗可见颅骨骨折线及脑挫裂伤等。

（二）颅内占位性病变

如颅内肿瘤或脑脓肿等也可急性发作，引起局灶性神经功能缺损，类似于脑梗死。脑脓肿可有身体其他部位感染或全身性感染的病史，头颅 CT 及 MRI 检查有助于明确诊断。

七、治疗

要重视超早期（发病 6 小时内）和急性期的处理，注意对患者进行整体化综合治疗和个体化治疗相结合。脑梗死的治疗不能一概而论，应根据不同的病因、发病机制、临床类型、发病时间等确定针对性强的治疗方案，实施以分型、分期为核心的个体化治疗。在一般内科支持治疗的基础上，可酌情选用改善脑循环、脑保护、抗脑水肿降颅内压等措施。通常按病程可分为急性期（1 个月），恢复期（2～6 个月）和后遗症期（6 个月以后）。重点是急性期的分型治疗，腔隙性脑梗死不宜脱水，主要是改善循环；大、中梗死应积极抗脑水肿降颅内压，防止脑疝形成，在 6 小时的时间窗内有适应证者可行溶栓治疗。

（一）内科综合支持治疗

1.一般治疗

卧床休息，注意对皮肤、口腔及尿道的护理，按时翻身，避免出现压疮和尿路感染等；保持呼吸道通畅，对于有意识障碍的患者，应给予气道的支持及辅助通气；尽量增加瘫痪肢体的活动量，避免发生深静脉血栓和肺栓塞，对于出现此并发症的患者，主要是抗凝治疗，常用药物包括肝素、低分子肝素及华法林等。

2.控制血糖

高血糖和低血糖都能加重缺血性脑损伤，导致患者预后不良。当血糖高于 11.1mmol/L 时，应给予胰岛素治疗，将血糖控制在 8.3mmol/L 以下。研究表明，胰岛素具有降低血糖和脑保护的双重作用。当患者血糖低于 2.8mmol/L 时，应及时补充 10%～20%的葡萄糖，口服或静脉滴注。在上述两种情况下均要进行常规血糖监测。

3.控制发热和感染

脑卒中后可因下丘脑体温调节受损并发感染和吸收发热、脱水。中枢性高热患者，应以物理降温为主，如冰帽、冰毯、温水或酒精擦浴。约有 5.6%卒中患者合并肺炎，误吸是卒中合并肺炎的主要原因。意识障碍、吞咽困难是导致误吸的主要危险因素，其他危险因素包括呕吐、不活动等。肺炎是卒中患者死亡的主要原因之一。有 15%～25%卒中患者死亡是细菌性肺炎所致。发病第 1 个月，卒中合并肺炎约增加 3 倍病死率，急性脑卒中可并发急性肺水肿。早期识别和及时处理卒中患者的吞咽和误吸问题，对预防吸入性肺炎有显著作用。许多卒中患者存在亚临床误吸，有误吸危险时应考虑暂时禁食。吞咽困难的患者可通过鼻饲预防吸入性肺炎，鼻饲前需清除咽部分泌物，有分泌物和呕吐物时应立即处理，防止误吸和窒息。患者应采用适当的体位，保持呼吸道通畅，使发生呼吸道并发症的危险性降到最低。一般可采用侧卧位，平卧位时头应偏向一侧，以防止舌后坠和分泌物阻塞呼吸道。经常改变在床上的体位，定时翻身和拍背，加强康复活动，是防治肺炎的重要措施。肺炎的治疗主要包括呼吸支持（如氧疗）和抗生素治疗。药敏试验有助于抗生素的选择。

4.防治吞咽困难

有 30%～65%的急性脑卒中患者会出现吞咽困难，主要是由于口咽部功能障碍引起，可以引发肺炎、进食不足、脱水及营养不良等并发症。对于能经口进食的患者，吞咽时注意保持体位（头偏向患侧，颏向下内收），适当增加食物的黏度；也可进行吞咽功能的训练，如通过各种刺激增强咽部的感觉传入等。如果不能经口摄入足够的食物，应考虑采用经皮胃管（胃造瘘术）或鼻胃管给予。

5.防治上消化道出血

急性脑血管病并发上消化道出血是临床上较常见的严重并发症，表现为呕吐咖啡样胃内容物和排柏油样便。上消化道出血的发生率高达 30%，病情越重，上消化道出血的发生率越高。因此，急性脑血管病合并上消化道出血者预后差，病死率较高。上消化道出血一般发生在脑血管病的急性期，有的发生在发病后数小时内。

急性脑血管病并发上消化道出血的机制主要是因为病变会导致下丘脑功能紊乱，继而引起胃肠黏膜血流量减少、胃黏液-碳酸氢盐屏障功能降低和胃黏膜 PGE_2 含量下降引起胃、十二指肠黏膜出血性糜烂、点状出血和急性溃疡所致。

考虑有上消化道出血的可能为：①呕吐或从胃管内引流出大量咖啡色液体；②柏油样大便；③体格检查发现腹部膨隆，叩诊呈鼓音，肠鸣音低弱或消失；④血压下降，皮肤湿冷，尿少等末梢循环衰竭等表现；⑤血红蛋白下降，血浆尿素氮增高，甚至有重要脏器功能衰竭。

上消化道出血的处理方法有下面几点。①胃内灌洗：冰生理盐水 100～200mL，其中50～100mL 加入去甲肾上腺素 1～2mg 口服；仍不能止血者，将另外 50～100mL 加入凝血酶 1000～2000U 口服。对于意识障碍或吞咽困难患者，可给予鼻饲导管内注入。也可用巴曲酶、云南白药、酚磺乙胺、氨甲苯酸、生长抑素等。②使用抑酸、止血药物：西咪替丁

200~400mg/d 静脉滴注；奥美拉唑 20mg 口服或胃管内注入或静脉注射。③防治休克：如有循环衰竭表现，应补充血容量；如血红蛋白低于 70g/L，红细胞压积小于 30%，心律大于 120 次/分钟，收缩压低于 90mmHg，可静脉输新鲜全血或红细胞成分输血。④胃镜下止血：在上述多种治疗无效情况下，仍有顽固性大量出血，可在胃镜下进行高频电凝止血。⑤手术治疗：对于胃镜下止血仍无效时，或因过多过久地大量出血危及生命时，可考虑手术止血。

6.水电解质紊乱

急性卒中患者应常规进行水电解质监测，尤其是具有意识障碍和进行脱水治疗者。急性卒中患者应积极纠正水电解质紊乱。

7.深部静脉血栓形成与肺栓塞

深静脉血栓形成（DVT）的危险因素包括静脉血流瘀滞、静脉系统内皮损伤和血液高凝状态。脑卒中后 DVT 可出现于发病后第 2d，高峰在第 4~7d。有症状的 DVT 发生率仅有 2%。瘫痪重、年老及心房颤动者发生 DVT 的比例更高。DVT 最重要的并发症为肺栓塞（PE），脑卒中后约有 25% 的急性期死亡是由 PE 引起的。对于瘫痪程度重，长期卧床的脑卒中患者应重视 DVT 及 PE 的预防；可早期做 D-二聚体筛选实验，阳性者可进一步进行多普勒超声、MRI 等检查。鼓励患者尽早活动、腿抬高、穿弹性长筒袜；且尽量避免下肢静脉输液，特别是瘫痪侧肢体。对于有发生 DVT 及 PE 风险的患者可预防性地给予药物治疗，首选低分子肝素抗凝治疗。对于已经发生 DVT 及 PE 的患者，应进行生命体征及血气监测，给予呼吸循环支持及镇静止痛等对症治疗；绝对卧床休息、避免用力；同时采用低分子肝素抗凝治疗。如症状无缓解、近端 DVT 或有 PE 可能性的患者应给予溶栓治疗。

8.脑卒中继发癫痫

脑卒中发病后 2~3 个月再发生的癫痫诊断为脑卒中引起的继发性癫痫，其发生率为 7%~14%；脑卒中急性期的癫痫发作称为痫性发作。

对于脑卒中继发癫痫的治疗建议如下：

（1）对于有痫性发作危险性的脑卒中患者应保持气道通畅、持续吸氧、维持体温正常、纠正电解质紊乱及酸碱失衡、减轻脑水肿；但不推荐使用预防性抗癫痫治疗。

（2）对于脑卒中急性期的痫性发作可用解痉治疗，孤立出现的一次痫性发作或急性期的痫性发作控制后，可以不继续长期服用解痉药；若出现癫痫持续状态，可按癫痫持续状态的治疗原则进行处置；脑卒中发生后2～3个月再次发生痫性发作则应按癫痫的常规治疗方法进行长期药物治疗。

9.心脏损害

急性脑血管病合并的心脏损伤包括急性心肌缺血、心肌梗死、心律失常及心力衰竭等；也是急性脑血管病的主要死亡原因之一。因此，积极防治心脏损伤是急性脑血管病救治的主要环节之一。发病早期应密切观察心脏情况，必要时行动态心电监测及心肌酶谱检查，及时发现心脏损伤，给予治疗。

（二）降低颅内压、控制脑水肿

脑水肿的高峰期为发病后的3～5天，大面积脑梗死时伴有明显颅内压升高。患者应卧床，避免头颈部过度扭曲。常用的降颅压药物为甘露醇和呋塞米。20%的甘露醇用量为125～250mL，快速静脉滴注，每6～8小时一次；呋塞米20～40mg，静脉注射；或两者交替使用。其他可用的药物有甘油果糖、七叶皂苷钠和20%人血清蛋白等，本病建议给予如下治疗方案：

（1）确定为高颅内压者应给予脱水治疗，首选甘露醇。

（2）不推荐所有脑梗死患者均采用脱水治疗，不伴有颅内压增高者，如腔隙性脑梗死等不宜脱水治疗。

（3）脱水治疗无效或出现早期脑疝者，可考虑外科治疗。

（三）控制血压

患者在急性期会出现不同程度的血压升高，原因是多方面的，如脑卒中后的应激性反应、膀胱充盈、疼痛及机体对脑缺氧和颅内压升高的代偿反应等。脑梗死早期的高血压处理取决于血压升高的程度、患者的整体状况和基础血压。如收缩压在180～200mmHg或舒张压在110～120mmHg之间，可不必急于降血压治疗，但应严密观察血压变化。以往无高血压者，轻度血压升高（160～180/90～100mmHg）是有利的，但是血压极度升高（收缩压＞220mmHg 或舒张压＞120mmHg）是进行早期治疗的标准。以下几种情况应立即抗高血压治疗：心绞痛发作，心力衰竭，急性肾衰竭或高血压脑病。但应注意降压不可过快，血压过低对脑梗死不利，应适当提高血压。

（四）特殊治疗

1.溶栓治疗

超早期溶栓的目的是挽救缺血半暗带。通过溶解血栓，使闭塞的脑动脉再通，恢复梗死区的血液供应，防止缺血脑组织发生不可逆性损伤。溶栓治疗的时机是影响治疗的关键。

临床常用的溶检药物包括重组组织型纤溶酶原激活剂（rt-PA）和尿激酶（UK）。国内最常用的是 UK，用量为 100 万～150 万单位，给药方法包括静脉和动脉途径，动脉溶栓时可以减少用药剂量，但需要在 DSA 监测下进行。在发病 3h 内可应用 rt-PA，采用静脉滴注，剂量为 0.9mg/kg。美国 FDA 和欧洲等国家已经批准了临床应用 rt-PA。有条件单位适用动脉溶栓。

（1）溶栓治疗的适应证：①年龄 18～75 岁；②发病在 6 小时之内，由于基底动脉血栓形成的病死率高，溶栓时间窗可以适当放宽；③脑功能损害的体征持续存在超过 1 小时且比较严重；④头颅 CT 排除颅内出血且无早期脑梗死低密度改变及其他明显早期脑梗死改变；⑤患者或家属签署知情同意书。

（2）溶栓治疗的禁忌证：①既往有颅内出血，近 3 个月有头颅外伤史，近 3 周内有胃肠或泌尿系统出血，近 2 周内行过外科大手术，近 1 周内在不易压迫止血部位做过动脉穿刺；②近 3 个月内有脑卒中或心肌梗死史；③严重心、肝、肾功能不全或严重糖尿病患者；④体检发现有活动性出血或外伤（如骨折）的证据；⑤已口服抗凝药，且 INR＞1.5；48 小时内接受过肝素治疗（APTT 超出正常范围）；⑥血小板计数＜100×10⁹/L，血糖＜2.7mmol/L；⑦收缩压＞180mmHg 或舒张压＞100mmHg；⑧妊娠；⑨不合作。

溶栓治疗的并发症主要是脑梗死病灶继发性出血或身体其他部位的出血。

2.降纤治疗

降纤治疗适用于脑梗死合并高纤维蛋白原血症患者。常用的药物包括降纤酶、巴曲酶及安克洛酶，可降解血中的纤维蛋白原，增加纤溶系统的活性，抑制血栓形成。

巴曲酶用法：一般首次剂量为10BU，之后隔日5BU，静脉注射，共用3次。每次用药之前须进行纤维蛋白原的监测。

3.抗凝治疗

不推荐缺血性卒中后全部使用肝素、低分子肝素或肝素类物质（Ⅰ级证据）。使用抗凝剂有增加颅内出血的风险，只有在诊断为心房颤动（特别是非瓣膜病变性心房颤动）诱发心源性栓塞的患者才适宜应用抗凝剂。过大强度的抗凝治疗并不安全，目前监测INR的推荐指标为2.0～3.0。

建议：对已明确诊断为非瓣膜病变性房颤诱发的心源性栓塞患者可使用华法林抗凝治疗，剂量为2～4mg/d，INR值应控制在2.0～3.0之间。如果没有监测INR的条件，则不能使用华法林，仅能选用阿司匹林等治疗。

4.抗血小板聚集治疗

在无禁忌证的不溶栓患者发病早期，即48小时之内，应给予抗血小板聚集药物。对于正在进行溶栓治疗的患者，应在24小时后再用药，以免增加出血的危险性。推荐剂量阿司匹林150～300mg/d，4周后改为预防剂量。有条件者、高危人群或对阿司匹林不能耐受者可选用氯吡格雷75mg/d。对于阿司匹林100mg/d和氯吡格雷75mg/d联合治疗，目前推荐服用时间不超过3个月。

5.扩容治疗

尚无证据支持扩容升压可改善预后，但对于脑血流低灌注所致的急性脑梗死，如分水岭梗死可扩容治疗，但应注意可能加重脑水肿、心力衰竭等并发症。

（五）神经保护治疗

神经保护治疗主要是针对缺血性级联反应的各种途径，进行有针对性的治疗。虽然许多神经保护药物在缺血性脑卒中的动物模型中证实有效，但到目前为止，还没有一种药物在临床试验中被证实有保护作用。

下面简略介绍一些神经保护措施。

1.钙拮抗剂

钙拮抗剂能阻止细胞内钙超载，防止血管痉挛，增加血流量，改善微循环。主要药物包括尼莫地平、盐酸氟桂利嗪等。

2.自由基清除剂

氧自由基损伤是脑缺血性级联反应的重要因素。抗自由基药物包括依达拉奉、丁苯酞、超氧化物歧化酶、维生素 E、维生素 C、甘露醇、谷胱甘肽及巴比妥类等。

3.细胞膜保护药

胞二磷胆碱是胞磷酰胆碱的前体，能促进神经细胞膜卵磷脂的合成，具有稳定细胞膜的作用，并可减少游离脂肪酸的形成。可用 0.5～1.0g 加入到 250～500mL 生理盐水中静脉滴注，每天 1 次。

4.亚低温治疗

亚低温（32℃～34℃）可以降低脑的氧代谢率，抑制兴奋性氨基酸的释放，减少自由基的生成，还能抑制具有细胞毒作用的白三烯的生成和释放，防止 Ca^{2+}、Na^+ 的内流等。治疗方法有局部亚低温和全身亚低温两种，后者因不良反应较多，现已很少应用。

5.其他

如谷氨酸拮抗剂、γ-氨基丁酸激动剂、他汀类、硫酸镁、抗细胞间黏附因子抗体、神经节苷脂及抑制细胞因子等药物，其临床效果尚有待进一步研究。高压氧亦可应用。

八、预后

本病急性期的病死率为 5%～15%。存活的患者中，致残率约为 50%。影响预后的因素较多，最重要的是神经功能缺损的严重程度，其他还包括患者的年龄和脑卒中的病因等。

第二章 妇产科疾病诊疗

第一节 阴道炎

一、滴虫性阴道炎

滴虫性阴道炎是由阴道毛滴虫感染引起的生殖道炎症。主要经性接触直接传播，也可间接传播。

（一）诊断标准

1.临床表现

（1）阴道分泌物增多，多呈泡沫状、黄绿色。

（2）外阴瘙痒、灼热感。

（3）部分患者有尿频等症状。

（4）少数女性表现轻微，甚至没有症状。

（5）妇科检查体检可见外阴阴道黏膜充血，阴道分泌物多呈泡沫状、黄绿色。

2.辅助检查

下列方法任何一项阳性即可确诊。

（1）悬滴法：在阴道分泌物中找到阴道毛滴虫，但其敏感性仅为60%～70%，且需要立即湿片检查以获得最佳效果。

（2）培养法：是最为敏感及特异的诊断方法，准确率达98%。对于临床可疑而悬滴法结果阴性的，可做滴虫培养。

（二）治疗原则

1.治疗方案

主要是硝基咪唑类药物。滴虫性阴道炎经常合并其他部位的滴虫感染，故不推荐局部用药。

（1）推荐方案：全身用药——甲硝唑 2g，单次口服；或替硝唑 2g，单次口服。

（2）替代方案：全身用药——甲硝唑 400mg，口服，2 次/天，共 7 天。

对于不能耐受口服药物或不适宜全身用药者，可选择阴道局部用药，但疗效低于口腔用药。

（3）注意事项：患者服用甲硝唑 24 小时内或在服用替硝唑 72 小时内应禁酒。

2.性伴的治疗

对性伴应同时治疗，并告知患者及性伴治愈前应避免无保护性交。

3.随访

治疗后无临床症状者无须随访。

二、外阴阴道假丝酵母菌病

外阴阴道假丝酵母菌病（VVC）主要由假丝酵母菌感染引起的阴道炎症。VVC 分为单纯性 VVC 和复杂性 VVC。单纯性 VVC 是指正常非孕宿主发生的散发由白色念珠菌所致的轻度 VVC。复杂性 VVC 包括复发性 VVC、重度 VVC、妊娠期 VVC、非白念珠菌所致的 VVC 或宿主为未控制的糖尿病、免疫低下者。重度 VVC 是指临床症状严重，外阴或阴道皮肤黏膜有破损，按 VVC 评分标准，评分≥7 分为重度 VVC。复发性外阴阴道假丝酵母菌病（RVVC）是指一年内有症状性 VVC 发作≥4 次。

（一）诊断标准

1.临床表现

（1）外阴痒，可伴外阴、阴道烧灼感。

（2）白带增多，呈白色豆渣样或凝乳样。

（3）妇科检查外阴局部充血、肿胀，小阴唇内侧及阴道黏膜表面有白色片状薄膜或凝乳状物覆盖。

2.辅助检查

（1）悬滴法：10%KOH 镜检，菌丝阳率 70%～80%。生理盐水法阳性率低，不推荐。

（2）涂片法：革兰染色法镜检，菌丝阳性率 70%～80%。

（3）培养法：RVVC 或有症状但多次显微镜检查阴性者，应采用培养法，同时进行药物敏感试验。

（二）治疗原则

1.基本原则

（1）积极去除 VVC 的诱因。

（2）规范化应用抗真菌药物，首次发作或首次就诊是规范化治疗的关键时期。

（3）性伴无须常规治疗；RVVC 患者的性伴应同时检查，必要时给予治疗。

（4）不常规进行阴道冲洗。

（5）VVC 急性期间避免性生活或性交时使用安全套。

（6）同时治疗其他性传播疾病。

（7）强调治疗的个体化。

（8）长期口服抗真菌药物要注意监测肝、肾功能及其他相关不良反应。

2.抗真菌治疗

（1）治疗方法包括阴道用药和口服用药两种。

（2）治疗方案

①单纯性 VVC，下列方案任选一种，具体方案如下：

a.阴道用药。

咪康唑软胶囊 1200mg，单次用药。

咪康唑栓/软胶囊 400mg，每晚 1 次，共 3 日。

咪康唑栓 200mg，每晚 1 次，共 7 日。

克霉唑栓/片 500mg，单次用药。

克霉唑栓 100mg，每晚 1 次，共 7 日。

制霉菌素泡腾片 10 万 U，每晚 1 次，共 14 日。

制霉菌素片 50 万 U，每晚 1 次，共 14 日。

b.口服用药：氟康唑，150mg，顿服，共 1 次。

②重度 VVC：应在治疗单纯性 VVC 方案基础上，延长疗程。症状严重者，局部应用低浓度糖皮质激素软膏或唑类霜剂。氟康唑 150mg，顿服，第 1，4 天应用。其他可以选择的药物还有伊曲康唑等，但在治疗重度 VVC 时，建议 5～7 天的疗程。

③妊娠期 VVC：早孕期权衡利弊慎用药物。选择对胎儿无害的唑类阴道用药，而不选用口服抗真菌药物治疗。具体方案同单纯性 VVC，但长疗程方案疗效会优于短疗程方案。

④复发性 VVC：治疗原则包括强化治疗和巩固治疗。根据培养和药物敏感试验选择药物。在强化治疗达到真菌学治愈后，给予巩固治疗半年。下述方案仅供参考。

a.强化治疗：治疗至真菌学转阴。具体方案有以下两种。

口服用药，氟康唑 150mg，顿服，第 1，4，7 天应用。

阴道用药，咪康唑栓/软胶囊 400mg，每晚 1 次，共 6 日。咪康唑栓 1200mg，第 1，4，7 天应用。克霉唑栓/片 500mg，第 1，4，7 天应用。克霉唑栓 100mg，每晚 1 次，7～14 日。

b.巩固治疗：目前国内外没有较为成熟的治疗方案，建议对每月规律性发作一次者，可在每次发作前预防用药一次，连续 6 个月。对无规律发作者，可每周用药一次，预防发作，连续 6 个月。对于长期应用抗真菌药物者，应监测肝肾功能。

3.随访

症状持续存在或 2 个月内再发作者应进行随访。对 RVVC 在治疗结束后 7～14 天、1个月、3 个月和 6 个月各随访一次，3 个月以及 6 个月时建议同时进行真菌培养。

三、细菌性阴道病

细菌性阴道病（BV）是以阴道乳杆菌减少或消失，相关微生物增多为特征的临床证候群。与 BV 发病相关的微生物包括阴道加德纳菌、普雷沃菌属、动弯杆菌、拟杆菌、消化链球菌、阴道阿托普菌和人型支原体等。

（一）诊断标准

大约半数 BV 患者无临床症状，有症状者可表现为白带增多伴腥臭味，体检见外阴阴道黏膜无明显充血等炎性反应，阴道分泌物均质稀薄。

BV 主要根据临床诊断，下列 4 项临床特征中至少 3 项阳性可诊断为 BV。

（1）线索细胞阳性。

（2）氨试验阳性。

（3）阴道 pH 大于 4.5。

（4）阴道均质稀薄分泌物。共中线索细胞阳性是必备条件。

有条件者可采用阴道涂片 Nugent 评分诊断。

（二）治疗原则

1.治疗指征

有症状患者、妇科和产科手术前患者、无症状孕妇。

2.具体方案

（1）首选方案：甲硝唑 400mg，口服，每日 2 次，共 7 天；或甲硝唑阴道栓（片）200mg，每日 1 次，共 5~7 天；或 2%克林霉素膏（5g），阴道上药，每晚 1 次，共 7 天。

（2）替换方案：克林霉素 300mg，口服，每日 2 次，共 7 天。

（3）可选用恢复阴道正常菌群的微生态制剂。

3.性伴的治疗

性伴无须常规治疗。

4.随访

治疗后若症状消失，无须随访。对妊娠合并 BV 则需要随访治疗效果。

四、幼女性阴道炎

幼女性阴道炎常与外阴炎并存，多见于 1~5 岁幼女。常见病原体有葡萄球菌、链球菌、大肠埃希菌、变形杆菌等。可因外阴不洁或直接接触污物引起，也可由阴道异物所致。

（一）诊断标准

1.病史

有接触污物史或有阴道异物史。

2.临床表现

（1）患儿因外阴痒痛而哭闹不安，常用手抓外阴。

（2）妇科检查：①外阴红肿，前庭黏膜充血，有脓性分泌物自阴道口流出。有时可见小阴唇相互粘连，严重者甚至可致阴道闭锁。②用小指作肛指或用鼻镜、宫腔镜、B超检查，注意有无阴道异物，如有血性分泌物时应排除生殖道恶性肿瘤，任何阴道排出物都应送病理检查。

3.辅助检查

（1）取分泌物找滴虫、真菌、蛲虫卵。

（2）分泌物涂片染色找致病菌。

（3）必要时取分泌物做细菌、衣原体、淋病奈瑟菌等培养，并做药敏试验。

（二）治疗原则

（1）去除病因，如有阴道异物应取出，保持外阴清洁、干燥。

（2）0.5%～1%乳酸溶液通过小号导尿管冲洗阴道或清洗外阴，局部敷以红霉素软膏。

（3）久治不愈或反复发作者，可在外敷软膏内加入少量己烯雌酚（不超过0.05mg）。

（4）根据致病菌及药敏试验，选用敏感抗生素口服或肌内注射。

五、老年性阴道炎

老年性阴道炎是由于卵巢功能衰退，雌激素水平降低，阴道黏膜抵抗力减弱，致病菌易于侵入而引起的阴道炎。

（一）诊断标准

1.病史

月经史、绝经时间、卵巢手术史、有关疾病史或盆腔放射治疗史。

2.临床表现

（1）白带增多，多为黄水状，感染严重时白带可呈脓性或脓血性，有臭味。

（2）外阴瘙痒、灼热感，可伴盆腔腹胀不适。

（3）妇科检查阴道黏膜皱襞消失，上皮菲薄，黏膜充血，表面有散在小出血点或点斑状出血。

3.辅助检查

（1）阴道涂片底层细胞多，清洁度差。

（2）取阴道分泌物查滴虫及真菌。

（二）治疗原则

1.全身用药

可考虑激素替代治疗。

2.局部用药

（1）1%乳酸溶液或0.5%醋酸溶液或3%硼酸液清洗外阴，每日1次。

（2）针对致病微生物治疗。

3.治疗注意点

（1）有血性白带或少量不规则阴道流血的患者，应除外子宫恶性肿瘤。

（2）若行激素治疗，应除外生殖器肿瘤，治疗期间应严密监测，定期复查。

第二节　多胎妊娠

多胎妊娠是指一次妊娠同时存在两个或两个以上的胎儿。多胎妊娠的孕妇并发症多，围生期死亡率高，属于高危妊娠范畴。随着现代辅助生育技术的发展，对不孕症采用促排卵药物及体外受精、胚胎移植、输卵管内配子移植等方法，使多胎妊娠发生率明显上升。人类的多胎妊娠中以双胎最多见，自然发生率为11.1%；三胎少见，四胎及四胎以上极为罕见。一般多胎妊娠发生率的计算方法是 $1:80^{n-1}$（n为活胎）。

一、产生多胎妊娠的相关因素

（一）遗传因素

单卵双胎与遗传因素似无明显关系，而双卵双胎有一定的家族性。

（二）母亲年龄及产次

多胎妊娠发生率与母亲年龄及产次的增加成正比。双胎发生的高峰年龄为 30～34 岁，20 岁以下发生率较低，有人认为第 4 产及以上，双胎的发生率明显增加，但年龄及产次对单卵双胎的发生率影响不明显。

（三）母亲身高、体重、营养

母亲的身高、体重及营养状况对单卵双胎影响不大，而双卵双胎发生率随母亲身高增加而增加，随营养水平提高而提高。

（四）内源性促性腺激素

双卵双胎的发生可能与体内尿促卵泡素（FSH）水平升高有关。有人发现女性在停止使用避孕药后 1 个月内妊娠发生双卵双胎的比率升高。可能为停药后反跳作用，脑垂体分泌的 FSH 增加，使多个卵泡发育成熟，因而多胎妊娠发生机会增加。

（五）医源性因素

近 20 年来，由于广泛使用促排卵药，如氯米芬及各种促性腺激素等。此外还有新的助孕技术广泛开展，如体外受精、胚胎移植（1VF，ET）、配子输卵管移植（GIFT）等。使多胎妊娠发生率不断上升，三胎以上的多胎妊娠增加更多。

二、多胎妊娠的分类

（一）单卵双胎

单卵双胎约占双胎的 30%，由一个受精卵分裂而成，两个胎儿具有相同基因，因而性别、血型、体质、容貌和神经类型均相同。单卵双胎由于分裂成独自胚胎的时间不同，可有四种不同类型。

（1）分裂发生于桑葚期：即受精后 2～4 天，则每个胚胎具有自己的胎盘、羊膜和绒毛膜。两胎囊之间的中隔为两层羊膜及两层绒毛膜，两个胎盘可能分界清楚，也可能融合在一起，两个胎儿的血循环可经胎盘互通，此型为双绒毛膜双羊膜单卵双胎，占 30% 左右。

（2）分裂发生于囊胚期：即受精后 4～8 天，两个胎儿有共同的胎盘及绒毛膜，但有各自的羊膜囊，两个胎囊的间隔仅由两层羊膜组成。此型为单绒毛膜双羊膜单卵双胎，占 70% 左右。

（3）在受精后 8～12 天细胞团分裂成两个胎儿，有共同的胎盘，血循环相通，共存于一个羊膜腔内。两个胎儿相互运动时可发生脐带互相缠绕甚至打结。此型为单绒毛膜，单羊膜囊双胎为数极少，占 1%～2%，围生儿死亡率甚高。

（4）在胚胎始基出现后（13～14 天）分裂，则可导致各种不同形式、不同程度的联体双胎，发生率为双胎的 1/15000。

（二）双卵双胎

由两个卵子分别受精而成，实际上是两次受精同期完成。两个胎儿有各自的遗传基因，胎儿性别及血型可相同或不同，其容貌通常与家庭中的兄弟姊妹相似，各有独立的胎盘，如着床靠近时，两胎盘可相互融合，但血循环不相通，约占双胎的 70%。

（三）三胎以上的多胎

三胎最常见是由 3 个卵子受精形成，每个胎儿有各自的胎盘和胎膜，血液循环独立，由双卵形成三胎的较少，单卵三胎更少见。

三、诊断要点

（一）病史

（1）有多胎妊娠家族史，应用过氯米芬及其他促排卵治疗或试管内受精而妊娠者。

（2）早孕反应较正常妊娠出现早，程度重，甚至出现妊娠剧吐，酸中毒。

（3）妊娠中期以后，体重过度增加，不能用水肿和肥胖来解释。

（4）胎动范围广，整个腹部有胎动感，胎动频繁，常无间歇。

（二）产前检查

1.子宫高度

实际子宫底高度大于妊娠孕周应有子宫高度者或高于妊娠图宫高曲线第 10 百分位。

2.胎位

妊娠晚期，如发现子宫特别大，扪及多个小肢体或两个浮球感。

3.胎心

在妊娠晚期时，如听到两个不同部位不同速率的胎心，相差在 10bpm/min 以上，或两个胎心音之间相隔一个无音区。

（三）B 超检查

B 超是诊断多胎妊娠的重要手段，在妊娠中晚期尚可用以监测胎儿生长发育，以及发现胎儿畸形。

1.早期多胎妊娠的诊断

（1）用普通腹部 B 超检查，最早可在妊娠 6 周，一般至 7～8 周时，发现宫内有两个或多个胚囊。妊娠第 9 周胎儿初具人形并具有良好活动能力，已可确诊，至妊娠中期多胎妊娠的确诊率是 100%。

（2）阴道 B 超比腹部 B 超能更早地发现多胎妊娠，有时可能因为几个胚芽的原始心管搏动出现时间不一可判断，在妊娠第 9 周，胎儿初具人形并出现胎动时，诊断更为确切。若为双胎妊娠，9～13 周时，两个胎囊和两个胎儿及其胎动均已明显可辨。早期双胎的 B 超检查很重要，如果发现两个妊娠囊在不同部位，则对今后排除双胎输血综合征（TTTS）提供证据，最好拍照作证。

2.中晚期双胎妊娠的诊断和监护

（1）双胎的诊断：在中期妊娠时，几乎可 100%地准确诊断为双胎，在同一切面上可出现两个胎儿的头或躯干，在连续扫描时，可见各自的胎心及不同的搏动频率。

（2）胎儿发育情况的监测：双胎两个胎儿的生长速度慢于单胎，两个胎儿大小往往不相等，如伴有双胎输血综合征，则两个胎儿大小的差异更为明显。因此，检查双胎时，应对两个胎儿做多参数如双顶径、股骨长度、腹周径等测量，以判断其生长发育情况，同时须排除胎儿畸形。

3.胎儿附属物的监测

（1）胎盘位置：如胎盘出现在两个不同部位，则为双卵双胎；如为一个胎盘，则往往比单胎的覆盖面积大。同时观察胎盘位置是否低置，是否有前置胎盘的可能。

（2）羊水量：多胎妊娠时应注意羊水量，在双胎妊娠时易发生羊水过多，其发生率比单胎要高 10 倍。其中单卵双胎更易并发羊水过多，约占 16%，而双卵双胎仅占 4%。

（3）胎儿畸形的诊断：双胎妊娠的胎儿畸形发生率高于单胎妊娠，以神经管畸形多见，常见的畸形有脑积水、无脑儿、脑脊膜膨出、脐膨出及内脏外翻、联体畸胎以及无心畸形等，均可用 B 超诊断。

（四）X 线诊断

X 线检查有助于双胎的诊断，但因于母亲过度肥胖、羊水过多、妊娠 18 周前胎儿骨骼尚未形成且有一定的损伤而被 B 超取代。

（五）生化检查

（1）由于多胎妊娠的胎盘比单胎大，胎盘分泌的激素和酶类相对增多，在生化检查中，血绒毛促性腺激素（hCG）、人类胎盘泌乳素（HPL）、甲胎蛋白（AFP）、雌激素、碱性磷酸酶的平均水平及尿雌三醇和孕二醇量确实比单胎高，但唯有 AFP 明显增高时具有临床意义。

（2）有报道当血清 AFP 值在双胎中明显升高为 29.3%，三胎为 44.8%，四胎及四胎以上则达 80.0%，因此，筛选孕妇血 AFP 值异常升高者，应疑其多胎妊娠或胎儿畸形，应做进一步检查。

四、鉴别诊断要点

（一）双角子宫妊娠

1.相似点

（1）有停经史及早孕反应。

（2）B 超检查：在双角子宫，由于子宫中一角受孕，B 超显示明显的胚胎组织，而对侧角的蜕膜可因激素作用而充分发育，腺体分泌积于宫腔内，形成囊状的改变，固妊娠子宫的另一角又是一个胚囊，误诊为双胎。

2.鉴别要点

（1）妊娠前有相关病史，如人流时发现子宫发育异常，HSG 宫腔改变，既往 B 超检查发现子宫异常。

（2）早孕反应较多胎妊娠轻。

3.B 超检查

双角子宫的其中一侧增大明显，有胚芽光环及原始心搏，而另一侧为少量积液。双胎妊娠在 9～13 周时，两个胎囊和两个胎儿及其胎动均已明显可辨，诊断更为确切。

（二）羊水过多

1.相似点

（1）子宫增长超过妊娠月份。

（2）妊娠中期体重增长过快。

（3）产科四步触诊法：测量宫高大于相应妊娠月份，整个子宫体大。

2.鉴别要点

（1）若为急性羊水过多，则子宫增长迅速，腹部急剧膨胀，腹部紧张感常伴有呼吸困难、心律加快、不能平卧等症状。

（2）羊水过多者子宫张力较高，胎体浮动感明显，胎位常扪不清，胎心音只有一个且听诊遥远。

（3）B 超检查子宫内有大片均匀的羊水暗区，羊水平段在 8cm 以上，胎儿在宫腔内只占小部分，为一个胎儿（多胎妊娠合并羊水过多者除外），胎儿肢体伸展呈自由体态，急性羊水过多合并胎儿畸形发生率较高。

（三）巨大儿

1.相似点

（1）孕期体重增加＞0.5g/周。

（2）子宫底高度大于妊娠孕周应有子宫高度者或高于宫高曲线第 10 百分位。

2.鉴别要点

（1）腹部检查只能触及两个胎极，且胎儿肢体不多。

（2）胎位清楚，只能听到一个胎心音，且巨大儿胎心音往往较强。

3.B 超检查

只能探测到一个胎儿的参数，且胎儿双顶径、头围、股骨长度、胸径、腹径等均偏大。

（四）葡萄胎

1.相似点

（1）早孕反应出现较早且较重。

（2）子宫增长大于停经月份。

2.鉴别要点

（1）葡萄胎停经后无胎动感，常伴有子宫增长迅速及阴道出血，有时可流出水泡样组织。

（2）检查子宫柔软，宫旁血管搏动明显，无胎体及胎心。

（3）阴道检查可触及两侧附件增大的包块，包块表面光滑，可活动，具有一定的张力，并为双侧卵巢黄素囊肿。

（4）hCG测量均处于高值水平。

（5）B超检查可见宫腔内充满大小不等的圆形、椭圆形或不规则形的液性暗区，暗区间有回声增强的光点、光斑及菲薄的"短光线"状分隔，降低灵敏度如"落雪"状图像，无正常胎体影像。若为部分性葡萄胎，液性暗区较少，间杂强回声区，同时可见胎体。

（五）子宫肌瘤合并妊娠

1.相似点

子宫增长超过妊娠月份。

2.鉴别要点

（1）妊娠前有子宫肌瘤病史，或早孕B超检查时发现子宫肌瘤。

（2）阴道检查若子宫肌瘤位于子宫底或前壁，触及柔软子宫肌壁可有较硬的肿块，位置固定。

（3）B超显示妊娠外子宫壁某处可探及圆形或椭圆形不匀质强回声区，似漩涡状结构，其表面见光环状假包膜包绕，应注意肌瘤与胎盘附着处的关系，附着越近越易致胎盘供血不足。

（六）妊娠合并巨大卵巢囊肿

1.相似点

腹部增大明显，腹部膨隆。

2.鉴别要点

（1）腹部检查子宫与胎儿偏于一侧，子宫大小与妊娠月份相符或偏小，胎位、胎心音清晰。

（2）超声检查卵巢囊肿与羊膜腔之间可见子宫壁回声，胎儿周围的无回声区正常，胎儿在羊膜腔无回声区内活动，不会进入囊肿无回声区，与羊水过多易鉴别。

（七）腹水

1.相似点

腹部逐渐增大，腹部膨隆。

2.鉴别要点

（1）存在引起腹腔积液的基础疾病史，如肝硬化、上消化道出血、全身性结核等。

（2）无停经史及早孕反应等妊娠经过。

（3）大量腹腔积液压迫膈肌或并发胸腔积液，可出现呼吸困难。

（4）查体腹部形状如蛙状，移动性浊音阳性，腹壁可触及波动感。

（5）大量腹腔积液，颈静脉充盈，肝颈回流征阳性。

（6）腹腔积液往往有伴随症状如水肿、发热、呕吐黑粪，肝脾大。

（7）B超检查腹腔内大量水性暗区，肠管漂浮于其中，而子宫大小正常。

第三节　异位妊娠

受精卵在子宫体腔以外着床称为异位妊娠。异位妊娠是妇产科常见急腹症之一，发病率约为1%。由于发病率高，并有导致孕产妇死亡的危险，被视为具有高度危险的妊娠早期并发症。根据受精卵种植的部位不同可分为输卵管妊娠、宫颈妊娠、卵巢妊娠、阔韧带妊娠等。其中90%～95%发生于输卵管，而在输卵管妊娠中有80%发生于壶腹部。另剖宫产瘢痕妊娠和子宫残角妊娠因临床表现和处理与异位妊娠类似，也一同在此论述。

一、输卵管妊娠

（一）诊断与鉴别诊断

1.临床依据

（1）症状：可有以下全部症状，即停经，阴道流血，腹痛，皮肤苍白，休克，肩胛痛；或无症状。

（2）体征：有些异位妊娠女性可以没有体征，具有典型体征才就诊的已较少见。腹腔内出血少时，患侧下腹压痛、反跳痛，腹肌紧张；出血多时腹部膨隆，全腹压痛、反跳痛，移动性浊音。盆腔检查：阴道内可见少量血液，后穹隆饱满、触痛、宫颈剧痛，摇摆痛。子宫略增大，变软。内出血量多时子宫有漂浮感。子宫后方或患侧附件可扪及压痛包块，边界不清。

（3）检查：

①B超，宫腔内不见妊娠囊，内膜增厚；宫旁一侧见回声不均的混合性包块，如宫旁包块中见妊娠囊、胚芽或原始心管搏动，是输卵管妊娠的直接证据；子宫直肠凹处有积液。

②妊娠试验，β-hCG阳性，常低于正常宫内妊娠。动态监测β-hCG，48小时内倍增不足66%。

③腹腔穿刺，当有内出血时，经阴道后穹隆穿刺或经腹壁穿刺可穿出不凝血，但抽不出血液不能排除异位妊娠存在。

④子宫内膜病理检查，诊断性刮宫未见绒毛。

2.检查项目及意义

（1）B超：已成为诊断输卵管妊娠的主要方法，经阴道B超检查诊断准确率更高。典型声像表现时是异位妊娠的主要诊断依据，当声像不典型时可在2日内重复检查。

（2）血β-hCG检测：与B超有互补作用，也是诊断输卵管妊娠的主要方法。妊娠时β-hCG升高，异位妊娠时常低于正常宫内妊娠。正常妊娠时，血β-hCG值2日内成倍增长，而异位妊娠时48小时内倍增不足66%。

（3）孕酮：在早期妊娠孕酮常>80nmol/L，而<15nmol/L 则极有可能为未存活的妊娠。大部分异位妊娠的孕酮15～80nmol/L，但是诊断价值不大。

（4）血常规：主要判断有无贫血、继发感染等，评估内出血等病情严重程度。

（5）腹腔穿刺、阴道后穹隆穿刺：是简单、可靠的诊断方法。主要用于疑有腹腔内出血，而要确立有无手术指征时应用，随着超声水平的提高，临床意义不大。

（6）腹腔镜检查：腹腔镜创伤小，可直视下检查并手术，可用于输卵管妊娠未流产、未破裂时的早期诊断及治疗。但它仍有 3%～4%的假阴性率和 5%的假阳性率，而且有创伤，一般不需要通过腹腔镜来确诊。

（7）子宫内膜病理检查：因为有创伤，对有生育要求者较难接受。而且并不能完全区分宫内妊娠流产和异位妊娠，如无必要一般不用于诊断。

3.诊断思路和原则

（1）血β-hCG≥1500U/L 时，结合阴道 B 超综合分析。

①阴道 B 超见子宫外妊娠囊、胚芽或原始心管搏动，可诊断输卵管妊娠。

②阴道 B 超见子宫内无妊娠囊，附件处有肿块，可考虑输卵管妊娠。

③阴道 B 超见子宫内无妊娠囊，附件处无肿块，于 2 日后复查β-hCG 及阴道 B 超，如β-hCG 增加<66%或不变，而子宫内仍无妊娠囊亦考虑输卵管妊娠。

（2）血β-hCG<1500U/L 时，B 超见子宫内无妊娠囊，附件处无肿块及孕囊，3 日后复查β-hCG 及阴道 B 超。

①若β-hCG 值未增或下降、阴道 B 超仍未见子宫内妊娠囊，可按输卵管妊娠处理。因为考虑即使为宫内孕，胚胎也无法继续存活。

②若β-hCG 值倍增，可复查阴道 B 超并等待出现子宫内或宫旁孕囊再做诊断。

（二）治疗方案及选择

根据患者病情及生育要求、患者意愿选择。

1.大量腹腔内出血、血流动力学不稳定时

应快速备血、建立静脉通道，输液、输血抗休克治疗，急诊开腹手术。术中视病人生命体征是否平稳及输卵管妊娠部位和破坏程度、患者生育要求决定手术方式。

2.少量或无腹腔内出血时

（1）期待治疗：腹痛症状轻微或无腹痛。

（2）药物治疗：MTX 治疗适应证。①患者血流动力学稳定，无活动性腹腔内出血；②盆腔包块最大直径<3cm；③血β-hCG<2000U/L；④B 超未见胚胎原始心管搏动；⑤肝、肾功能及血常规各项基本正常；⑥无 MTX 禁忌证。

用药方式：①单次给药。MTX50mg/m^2，静脉注射，可不加四氢叶酸。②分次给药。MTX4mg/kg，静脉注射，每日 1 次，共 5 次。

给药期间监测患者血流动力学、B 超及血β-hCG。

（3）手术治疗：①开腹手术，即输卵管切除术或保守性手术。②腹腔镜下手术，即输卵管切除术，或输卵管开窗取胚术。

（三）病情与疗效评价

（1）患者生命体征，判断血流动力学是否稳定，有无休克。

（2）B 超判断妊娠部位，估计腹腔内出血量及是否活胎。

（3）血β-hCG 是评估胚胎活力的指标。

药物治疗 2 周内，隔 3 日复查血β-hCG 及 B 超。一周评价疗效，血β-hCG 呈下降趋势，症状缓解，包块缩小为有效。可继续观察，用药后第 7 天比第 3 天血β-hCG 下降>15%，≤25%可考虑同方案药物再次注射。如血β-hCG 下降≤15%，症状不缓解反而加重，或有内出血，应考虑手术。

二、宫颈妊娠

受精卵在宫颈管内着床和发育称为宫颈妊娠。

（一）诊断与鉴别诊断

停经、阴道流血或有血性分泌物，突然的阴道大量出血而危及生命，不伴腹痛是其特点。宫颈紫蓝色、软、膨大，流血多时宫颈外口扩张，可见胚胎组织，宫体大小及硬度可正常，B 超见宫颈管内有孕囊。

（二）治疗方案及选择

流血量多或大出血，在建立静脉通道，抗休克治疗同时，备血后刮除宫颈管内胚胎组织，纱条填塞创面止血，或直视下切开宫颈剥除胚胎再褥式缝合宫颈管，修复颈管。有条件者可选用宫腔镜下吸胚胎，创面电凝止血。动脉栓塞后 24 小时再刮除胚胎。如用上法仍无法控制出血应切除子宫挽救生命。

流血少，或无出血，先 MTX 局部或全身用药治疗，血β-hCG 下降后再行刮宫；或动脉栓塞同时用 MTX。栓塞后 24 小时刮宫。

三、卵巢妊娠

受精卵在卵巢组织内着床和生长发育称为卵巢妊娠。

（一）诊断与鉴别诊断

临床表现与输卵管妊娠相似，腹腔镜检查极有诊断意义，确诊仍须病理检查。

双侧输卵管完整并与卵巢分开，囊胚位于卵巢组织内，卵巢和囊胚必须以卵巢固有韧带与子宫相连，囊胚壁上有卵巢组织。

（二）治疗方案及选择

卵巢楔形切除。

四、腹腔妊娠

位于输卵管、卵巢及阔韧带以外的腹腔内的妊娠称为腹腔妊娠。

（一）诊断与鉴别诊断

（1）有停经等早孕表现。

（2）曾经有过输卵管妊娠流产或破裂症状。

（3）B 超发现腹腔内有胎儿。

（二）治疗方案及选择

一经确诊，应立即开腹取出胎儿。胎盘处理：如胎儿死亡时间已长，可试行胎盘剥离。如胎盘附着于重要脏器可留置腹腔内待其逐渐吸收。

五、剖宫产瘢痕妊娠

受精卵着床在剖宫产手术瘢痕处生长发育称为剖宫产瘢痕妊娠。

（一）诊断与鉴别诊断

（1）有停经史，阴道流血。

（2）B超是主要确诊手段，孕囊位于子宫峡部的前面；某些患者可见孕囊和膀胱壁间肌性组织厚度＜5mm，有缺损。偶见子宫下段肌性组织断损，孕囊突于其间。

（二）治疗方案及选择

采用 MTX 化疗，动脉栓塞后行刮宫术，必要时行子宫切除术。

六、子宫残角妊娠

受精卵经残角子宫侧输卵管进入残角子宫内妊娠称为子宫残角妊娠。

（一）诊断与鉴别诊断

（1）有停经及类似流产症状。

（2）B超显示残角子宫内见孕囊。

（二）治疗方案及选择

一旦确诊，可行残角子宫及同侧输卵管切除。

第三章 康复治疗技术

第一节 物理治疗

物理治疗是康复治疗的主要手段，主要通过各种物理因子、运动、徒手操作及各种器械等来评估和治疗患者，最大限度地预防和减轻患者的功能障碍，降低残疾的发生率，提高其生活质量。

物理治疗主要包括声、光、电等物理因子治疗及运动治疗技术。因其主要作用于局部组织，很少有全身的副作用，因此，又被称为绿色疗法。

一、物理因子疗法

（一）电疗法

应用各种电流治疗或预防疾病的方法称为电疗法。根据所采用的电流频率的不同分为直流电疗法、低频电疗法（0～1000Hz）、中频电疗法（1～100KHz）、高频电疗法（100KHz～300GHz）等。

1.直流电疗法

直流电是一种方向固定不变，强度也不随时间变化的电流，又称恒流电流或稳恒直流电。直流电疗法是使用低电压的平稳直流电通过电极传入人体以治疗疾病的方法。它是离子导入疗法和低频电疗法的基础，但临床较少单纯使用直流电疗法。

（1）治疗作用

①直流电的治疗作用：促进局部小血管扩张和加强组织营养，有镇静和兴奋作用，能软化瘢痕，松解粘连和促进消散，促进静脉血栓溶解退缩，微弱直流电阴极可促进骨再生修复。

②直流电药物离子导入法的作用：使用直流电将药物离子通过皮肤、黏膜或伤口导入

体内进行治疗的方法，称为直流电药物导入疗法。导入体内的是有治疗作用的药物成分，药物可直接导入较表浅的病灶内，主要作用于局部组织，一般在皮下 1cm 以内形成"离子堆"，作用表浅而缓慢。直流电药物导入疗法具有直流电和药物的综合性作用，其疗效比单纯的药物或直流电的疗效好。

（2）临床应用

①适应证：周围神经损伤疾病、自主神经功能紊乱、神经症、高血压病、各类关节炎、慢性炎症浸润、静脉炎、瘢痕、粘连、慢性盆腔炎、颞颌关节功能紊乱等。

②禁忌证：出血倾向、急性化脓性炎症、急性湿疹、皮肤局部破损、孕妇腰腹骶部、装有心脏起搏器者。

（3）操作方法

选妥所需电极及衬垫，衬垫应较金属电极边缘宽出 1～2cm，厚度至少 1cm，用时浸湿，拧至适当湿度。检查局部皮肤有无破损，如有破损宜贴以橡皮布或塑料布绝缘。将衬垫紧密接触患者治疗部位皮肤，其上依次置以金属极板、胶布或塑料布，并酌情用沙袋、绷带固定电极或由患者以自身体重将电极固定妥当。检查电疗机 mA 表指针是否在零位，导线连接的极性须正确无误。接通电源，缓慢调节输出，并根据患者的感觉，经 1～2 次间隔逐渐增加电流至所需强度。电流强度以衬垫面积计算，并应结合患者耐受量而定。

直流电药物离子导入法在此基础上：

①采用衬垫法或电水浴法；

②将浸有药液的滤纸或纱布放在衬垫下，或将药液倒入水浴盆中；

③电水浴时的盆内药物浓度为衬垫法的十分之一。

一般成人用 0.05～0.2mA/cm，小儿用 0.02～0.05mA/cm，反射疗法用 0.02～0.03mA/cm。在治疗中如患者感觉电极下有局限性刺痛或烧灼时，应立即停止治疗，并检查原因，经妥善处理后再继续治疗。一般每次治疗 15～20 分钟，1 次/天，10～20 次为 1 个疗程。

2.低频电疗法

应用频率 1000Hz 以下的脉冲电流治疗疾病的方法，称为低频电疗法，也叫低频脉冲电疗法。临床包含神经肌肉电刺激疗法、TENS 疗法、电体操疗法、功能性电刺激疗法、痉挛肌电刺激疗法、感应电疗法、电兴奋疗法、电睡眠疗法、间动电疗法、超刺激电疗法、直角脉冲脊髓通电疗法、脊髓电刺激疗法、微电流疗法、高压脉冲电疗法等。

（1）治疗作用

①镇痛作用：低频电疗法可在电疗中、电疗后数分钟或数小时对治疗部位有镇痛的作用。

②兴奋神经肌肉组织：由于低频电流能使细胞内、外极性产生变化，形成动作电位，从而引起神经兴奋，肌肉收缩反应，增强肌力，可防止失神经支配的肌肉萎缩。

③促进血液循环和代谢：电刺激后肌肉发生节律性收缩，肌肉的泵效应可促进肌肉的血液循环，减轻水肿，改善营养。

（2）临床应用

①适应证：a.感应电疗法适宜治疗失用性肌萎缩、肌张力低下、软组织粘连、血液循环障碍、声嘶、便秘、癔症性麻痹等。b.电兴奋疗法适宜治疗神经衰弱、急性腰扭伤、落枕、胆道结石、股外侧皮神经炎等。c.经皮神经电刺激疗法主要用于止痛，适应证有头痛、偏头痛、神经痛、灼性神经痛、幻肢痛、关节痛、腹痛、术后痛、产痛、癌痛等。d.功能电刺激疗法（FES）适用于由脑卒中、脊髓损伤或脑瘫后引起的足下垂，站立步行障碍，中枢性呼吸肌麻痹等。

②禁忌证：有出血倾向、化脓性疾病、痉挛性麻痹或感觉过敏者；金属异物及结核病灶局部，有心脏起搏器；心前区、颈动脉窦区、体腔、孕妇腰腹部等特定部位。

（3）操作技术

目前临床常用的低频脉冲电疗法有感应电疗法、经皮神经电刺激疗法（TENS）、功能电刺激疗法（FES）、神经肌肉电刺激疗法。

①治疗前准备：按照治疗目的与部位选择电极，检查电极、导线连接是否正确，仪器电流输出调零后开机。暴露患者治疗区域皮肤，按照需要放置电极，采取并置法或对置法，电极紧密平整接触皮肤。

②治疗操作：选择所需波形与物理参数，缓慢调节电流强度直至达到治疗剂量，治疗剂量可用电流量直接表示，也可用感觉阈、运动阈等人体反应情况表示，在治疗时间内可根据需要调节电流输出。当需要移动法治疗时，可采用单点手柄电极或滚动电极为主电极。

③治疗结束：输出调零，取下电极后检查治疗部位皮肤，关机。

3.中频电疗法

应用频率为1000～100000Hz的脉冲电流治疗疾病的方法，称为中频电疗法。目前临床常用的有调制中频电疗法、等幅正弦中频（音频）电疗法、干扰电疗法三种。

（1）治疗作用

①镇痛作用：中频电疗法作用的局部组织痛阈明显增高，即时止痛效果好。

②促进血液循环和淋巴回流，有利于炎症消散。

③兴奋神经肌肉：提高中枢神经和周围神经伤病所致运动功能障碍的肌肉的兴奋性。

④软化瘢痕的作用和松解粘连的作用。

（2）临床应用

①适应证：颈椎病，肩关节周围炎，扭挫伤，腰椎间盘突出症，关节炎，肌纤维织炎，术后肠粘连，尿潴留，失用性肌萎缩，雷诺病，骨折延迟愈合，瘢痕与挛缩，浸润硬化与粘连，血肿机化，血栓性静脉炎，乳腺增生等。

②禁忌证：急性感染性疾病，出血倾向疾病，恶性肿瘤，活动性肺结核，植有心脏起搏器者，妊娠期女性腰腹部，对电流不能耐受者。

（3）操作技术

检查设备，接通电源，根据医嘱选择治疗方案，治疗时温水浸湿的衬垫覆盖电极板，置于治疗部位，根据治疗需要采用并置法或对置法，调节输出按钮，患者感受到电极下麻、颤或肌肉抽动，以耐受为度。治疗中随时观察并询问患者反应，有异常，及时处理；20分钟后自动切断输出，取下电极，检查治疗部位，协助患者取舒适体位，最后关机。

4.高频电疗法

应用频率大于100KHz（100000Hz）的交流电作用人体达到防治疾病目的方法称高频电

疗法。高频电不产生电解，作用神经肌肉时不产生兴奋作用，高频电通过人体时能在组织内产生热效应和非热效应，高频电治疗时，电极可以离开皮肤。高频电按波长划分为短波、超短波、微波等。常用的疗法有短波疗法及超短波疗法，短波波长 10～100m，频率 3～30MHz，短波可达浅层肌肉；超短波波长 1～10m，频率 30～300MHz，可达深层肌肉与骨骼。

（1）短波疗法

①治疗作用：应用波长为 10～100m 的高频交流电在机体内产生的磁场或电场能量，并主要利用高频电磁场能量治疗疾病的方法，称为短波电疗法。短波可以促进血液循环、解痉、止痛、消炎、促进病理产物吸收、增强组织脏器新陈代谢和营养等作用。

②临床应用：适用于肌肉、关节、骨骼、脊柱、消化系统、血栓性深静脉炎恢复期、神经炎、肌肉痛、肌肉痉挛、骨折等。活动性肺结核、低血压、装起搏器及心瓣膜置换者、孕妇腹部禁用。小功率对恶性肿瘤禁用。

（2）超短波疗法

①治疗作用：应用波长为 1～10m 的超高频交流电作用人体，以达到治疗目的方法，称为超短波疗法。中小剂量的高频电作用于人体时，产生温热与非温热效应两种。温热效应的治疗作用：中小剂量高频电可改善血液循环，扩张血管、减轻肿胀，加快炎性产物的排出，以及提高网状内皮系统的功能而起到消炎功效；降低肌肉张力，缓解痉挛，镇痛。非温热效应的治疗作用主要是消散急性炎症，加速神经、肉芽组织再生，提高神经系统兴奋性。

②临床应用：适应证包括疼痛、急性损伤及炎症（包括化脓性副鼻窦炎、中耳炎、各种创伤伤口及溃疡、喉炎、急性肺炎、支气管炎、扁桃体炎，疖、痈、脓肿、蜂窝织炎、急性化脓性乳腺炎、附睾炎等）。禁忌证包括恶性肿瘤患者（高热量除外）、孕妇的腰腹部、心脏起搏器携带者、体内局部金属异物、出血或有出血倾向者、活动性肺结核等。

③操作技术：接通电源，治疗仪预热 2～3 分钟。协助患者取舒适体位，除去患者身上一切金属品及磁卡等物品，根据医嘱和病情选择电极，并置或对置于治疗部位，按照剂量要求与病灶部位深度调节电极与皮肤的间隙，将输出钮调至治疗档，再调节"调谐钮"，

使电流表指针达到最高的谐振点，并用氖光灯检查。治疗时注意询问患者有无治疗部位皮肤灼热感等异常情况，治疗完毕后，取下电极，检查治疗部位皮肤情况，然后关机。

④超短波的治疗剂量分级标准：超短波的治疗剂量按患者治疗时的温热感觉程度分为四级。

a.无热量（Ⅰ级），无温热感，适用于急性炎症的早期、水肿或血液循环障碍的部位。

b.微热量（Ⅱ级），有刚能感觉的温热感，适用于亚急性和慢性炎症。

c.温热量（Ⅲ级），有明显而舒适的温热感，适用于慢性炎症和慢性疾病

d.高热量（Ⅳ级），有可耐受的灼热感，适用于恶性肿瘤的高热疗法。

（3）微波疗法

应用波长为1米～1毫米（300～30000MHz）的特高频电磁波作用于人体以治疗疾病的方法，称为微波疗法。根据波长不同可将微波分为分米波（10cm～1m）、厘米波（1～10cm）以及毫米波（1～10mm）三个波段。理疗中应用的微波一般指波长为10～30cm的电磁波，目前治疗上最常用的微波的波长为12.5cm，频率为2450MHz。

①治疗作用：微波治疗有镇痛、解痉、消炎作用，对肌肉、肌腱、韧带、关节等组织及周围神经和某些内脏器官炎症损伤和非化脓性炎症效果显著，并主治亚急性炎症，弱剂量对某些急性炎症（如浸润性乳腺炎等）亦有效。微波辐射使组织温度升高，血管扩张，局部血流加速，血管壁渗透性增高，增强代谢，改善营养，促使组织再生和渗出液吸收。

②临床应用：适应证有肌肉、关节和关节周围软组织炎症和损伤，一些急性软组织化脓性炎症，一些慢性和亚急性炎症（鼻炎，神经根炎，四肢血栓性脉管炎）。禁忌证包括活动性肺结核（胸部治疗）、出血及出血倾向者、局部严重水肿、严重的心脏病（心区照射），孕妇子宫区禁止辐射，眼睛及睾丸对微波特别敏感，眼睛及睾丸附近照射治疗时应防护。

（二）光疗法

光波按波长排列依次为红外线、可见光、紫外线三部分。光疗法是利用日光或人工光线（紫外线、红外线、可见光线、激光）防治疾病和促进机体康复的方法。

1.红外线疗法

应用电磁波谱中的红外线部分治疗疾病的方法称为红外线疗法。在光谱中波长 0.76～400 微米的一段称为红外线，红外线是不可见光线。医用红外线可分为两类，有近红外线与远红外线。

（1）治疗作用

红外线治疗作用的基础是温热效应，可使毛细血管扩张，血流加快，物质代谢增强，组织细胞活力及再生能力提高；改善局部血液循环，加快代谢产物和病理产物的消除，促进渗出物的吸收，消除肿胀，促进局部炎症消退；缓解痉挛及镇痛；促进肉芽生长、神经功能恢复；促进瘢痕软化，减轻瘢痕挛缩；降低感觉神经的兴奋性，使肌张力下降，肌肉松弛。

（2）临床应用

适应证包括各种亚急性及慢性损伤和炎症、浸润块、硬结、肠粘连、肌痉挛、电刺激及按摩前准备、主被动功能训练前准备等。禁忌证有急性损伤、化脓性炎症、循环障碍、局部皮肤感觉障碍、血栓性深静脉炎、认知功能障碍、恶性肿瘤、水肿及出血倾向、老弱年幼患者等。

（3）操作技术

治疗前接通电源，使仪器预热 2～3 分钟。患者取适当体位，裸露照射部位，将灯头对准治疗部位，距离 30～100cm 不等，以患者有舒适的温热感为宜，每次照射 20～30 分钟，每日 1～2 次。若治疗中出汗，应及时拭去汗水，防止烫伤。

（4）注意事项

治疗时患者不得随意挪动体位或拉动灯头，以防止烫伤。照射过程中如有感觉过热、心悸、头晕等反应时，须立即告知工作人员。患部有温热感觉障碍或照射新鲜的瘢痕部位、植皮部位时，应用小剂量，并密切观察局部反应，以免发生灼伤。照射部位接近眼或光线可射及眼时，应用纱布遮盖双眼。

2.紫外线疗法

应用紫外线治疗疾病的方法称为紫外线疗法。紫外线的光谱范围为400～100nm。紫外线根据波长可分为长波紫外线（UVA）、中波紫外线（UVB）和短波紫外线（UVC）。长波紫外线波长400～320nm；中波紫外线波长320～275nm，红斑反应的作用很强，能促进上皮细胞生长和黑色素产生以及抑制变态反应等；短波紫外线波长275～180nm，红斑反应的作用明显，能杀灭和抑制细菌和病毒。

（1）治疗作用

紫外线的生物学效应包括产生红斑反应、促进维生素D生成、抑制变态反应、光敏反应、杀菌作用和荧光反应，有增强防卫功能、抗炎作用、促进局部血液循环，加速组织再生、调节神经功能、防治佝偻病和软骨病、治疗皮肤病、脱敏及加强药物作用等。

（2）临床应用

适应证有哮喘性支气管炎、慢性支气管炎、水痘—带状疱疹病毒、伤口及慢性溃疡；皮肤病如玫瑰糠疹、脓疱性皮炎、白癜风，脱发、皮下淤血斑等。禁忌证包括恶性肿瘤、出血倾向、活动性结核、急性湿疹、红斑狼疮、日光性皮炎、血卟啉病、色素沉着性干皮症、皮肤癌变、血小板减少性紫癜、光过敏症。

（3）操作技术

紫外线治疗一般分为局部照射法、全身照射法、体腔照射法及多孔照射法。以局部照射法为例。首先接通电源，启动，患者取舒适体位，暴露治疗部位，用治疗巾或洞巾界定照射野范围，使之边界整齐，非照射部位用布遮盖。使用高压汞灯照射时，使灯头距离照射野皮肤50cm，使用低压汞灯照射时，操作者手持灯头，使灯管接近照射皮肤，距离1～2cm。按治疗要求的红斑等级生物剂量数计算照射时间，照射完毕，将灯移开，从患者身上取下治疗巾。红斑量照射时，每天照射的总面积在成人不宜超过800cm²。

（4）注意事项

治疗中应准确掌握照射时间，操作者应戴护目镜，保护皮肤，患者的非照射区必须以布巾盖严，予以保护。治疗前应告知患者红斑量照射后皮肤上会出现红斑，体表照射后不要擦洗局部或洗澡，也不要用冷热治疗或外用药物刺激。紫外线照射与其他物理因子治疗配合应用时，应注意先后顺序；如与超短波、红外线灯等能产生温热效应的治疗配合时，一般应先行温热治疗，后照射紫外线。如发现紫外线照射过量，应立即用红外线等热疗局部处理。

3.激光疗法

激光即由受激辐射的光放大而产生的光，具有亮度高、单色性好、定向性强、相干性好等特点，应用激光防治疾病的方法称为激光疗法。一般认为激光的生物效应包括：激光的热作用、压强作用、光化作用、电磁场作用和生物刺激作用。

（1）治疗作用

低强度激光可以降低血黏度、降低血脂、防止血栓形成；对组织产生刺激、激活、光化作用，可改善组织血液循环，加快代谢产物及致痛物质的排出，抑制痛觉，提高白细胞吞噬能力，增强免疫等功能。照射穴位有刺激穴位、经络的作用。高强度激光产生的高能、高温、高压的电磁场作用和烧灼作用，可破坏肿瘤组织，对病变组织进行切割、粘合、气化。

（2）临床应用

小功率或中功率氦、氖激光照射常用于治疗肿瘤患者放疗或化疗反应、面神经炎、慢性伤口、慢性溃疡、过敏性鼻炎、水痘—带状疱疹病毒、单纯疱疹、湿疹、口腔溃疡等。二氧化碳激光输出功率10～30W，常用于治疗肌纤维织炎、肩周炎、慢性腹泻、慢性风湿性关节炎、神经性皮炎、附件炎等；输出功率30～80W常用于治疗皮肤黏膜的肿痛、痣、疣、鸡眼、子宫糜烂等；输出功率100～300W聚集后作为光刀"施行手术"。

（3）操作技术

接通电源，启动激光管，调整电压电流，使发光稳定。患者取舒适体位，充分暴露治疗部位。如为穴位治疗，应找好穴位。治疗时需移动激光器或光导纤维使输出的光斑对准治疗部位。每个穴位治疗3～5分钟。照射结束后移开激光管、光导纤维。

（4）注意事项

激光辐射的方向上应安置必要的遮光板或屏风；门、窗、玻璃应采用黑色幕布遮蔽或置有色玻璃。激光管有激光输出时不得直接照向任何人眼部或经反射区反射至人眼部，必要时操作者要戴激光防护镜。操作人员须穿白色工作服，戴白色工作帽，定期做健康检查。

二、运动疗法

（一）概念

运动疗法，是指以运动学、生物力学和神经发育学为基本原理，利用器械、徒手或患者自身力量，通过主动或被动运动方式，改善患者全身或局部运动功能、感觉功能障碍的训练方法。运动疗法主要包括关节功能训练、肌力训练、有氧训练、平衡训练、易化训练、步行训练等。

（二）运动分类

1.根据肌肉收缩的形式分类

（1）等张收缩时肌张力大致恒定，引起明显的关节活动，故称动力性收缩，可增加肌肉的耐力。

（2）等长收缩时肌肉收缩力与阻力相等，肌肉长度不变，张力增加，不引起关节活动，也称为静力性收缩，常用于骨关节疾病的早期。

（3）等速运动是指利用专门的仪器，运动时保持角速度不变，运动速度相对稳定的运动。等速运动在生理情况下难以做到，须借助仪器才能实现。等速运动仪能根据肌力强弱、肌肉长度变化、力臂长短、疼痛疲惫等状况，提供适合其肌肉本身的最大阻力，且不会超过其负荷的极限。因此，等速运动具有相当高的效率与安全性。

2.根据运动的形式分类

（1）主动运动

患者独立完成，无须外力帮助完成的运动。主动运动能增强肌力及耐力，改善心肺功能及关节活动度。

（2）被动运动

运动时患者肢体不能用力，没有主动的肌肉收缩，完全由外力完成运动。脑卒中迟缓期及瘫痪的肢体常用被动运动维持关节活动度。

（3）助力运动

当患者肌力较弱时，须借助外力才能完成动作的运动，适用于肌力1～2级患者。可以由治疗师、器械力量或者由患者的健肢带动患者运动。

（4）抗阻运动

患者运动时须克服一定阻力才能完成，主要用于增强肌力。此类运动要求患者肌力为4～5级。阻力可用沙袋、哑铃、弹力带等。

（三）运动治疗的原则

1.因人而异

因每个人的病情及功能障碍不同，且有年龄、性别、文化、经济和环境等差异，制订运动方案时应根据患者的具体情况及康复需求等制订有针对性的康复治疗目标和方案，并根据功能恢复情况及时进行调整。

2.合适的运动强度

运动时会增加心肺的负担，强度过大时容易发生意外事故，尤其是有心血管疾病的患者，更应注意要选择合适的运动强度，保证运动的安全。一般根据患者的情况制订运动处方，运动处方主要包括运动种类、运动量、运动持续时间、运动频度等内容。控制运动强度的方法因疾病的不同而不一样，最适合的运动强度应通过运动试验决定。

3.循序渐进

训练效应的积累要符合量变到质变的过程，因此运动强度应该由小到大，运动时间由短到长，休息次数和时间由多到少、由长到短，训练的重复次数由少到多，动作复杂性由易到难。如练习平衡时，先练坐位平衡再练站位平衡，先练静态平衡，后练动态平衡。

4.主动参与

患者的康复效果与患者的主动依从性密切相关，患者康复意识强，主动积极参与训练，康复效果就好。因此，需不断给予患者鼓励，提高康复训练的积极性，从而达到最佳康复效果。

（四）运动治疗常用的器材和设备

上肢训练常用器械有肋木、悬吊架、支撑器、弹簧拉力器、墙壁拉力器、哑铃、沙袋、肩关节练习器、前臂内外旋运动器、腕关节屈伸运动器、体操棒、磨砂台、分指板、重锤手指练习器等。

下肢训练常用器械有起立床、站立架、股四头肌训练器、踝关节屈伸训练器、踝关节矫正板、平衡板、平行杠、助行器、阶梯、实用步行训练装置、功率自行车等。

（五）运动治疗内容

1.肌力训练

（1）定义

根据超量恢复原理，通过肌肉的主动收缩来维持和增强肌力的训练称为肌力训练。

（2）训练方法

肌力训练方法可根据患者的肌力级别进行选择。肌力为 0 级时，只能进行电刺激以延缓肌萎缩。肌力为 1～2 级时，仍可采用肌肉电刺激法，此时肌肉已有随意的肌电活动，此时可以开始助力运动练习。肌力为 2 级时，可进行免负荷运动，即减除重力负荷的主动运动。肌力为 3 级时，应完全由患者主动运动完成。肌力在 3 级以上时，可进行抗阻训练时，阻力应从小到大，阻力应加在受累关节的远端，可用徒手、重物或器械提供阻力。

（3）肌力训练的注意事项

①患者练习中不应憋气，以防止发生心血管方面问题，尤其是有心血管问题的高危患者要加强预防，保证患者的安全。

②患者若在练习中发现局部不适、疼痛、痉挛等局部的肌肉疲劳现象和全身不适等全身疲劳现象时应及时反馈。

2.关节活动技术

（1）定义

利用各种方法来维持关节正常活动，预防因组织粘连或肌肉痉挛等多种因素所导致的关节功能障碍或恢复关节活动功能的治疗技术。

（2）训练方法

①被动运动：当患者不能主动活动时由他人或借助器械进行关节活动。根据力量来源分为两种，一种借助器械或外力由患者自己完成，如骨科术后患者在 CPM 机上进行关节被动运动；另一种有专门培训的人员辅助完成。如脑卒中软瘫期患肢被动运动宜在无痛范围内进行，治疗手法宜轻柔、缓慢，避免暴力，活动顺序应从近端关节到远端小关节，每次每个关节活动 5～10 遍，每日 2～3 次，直至患肢主动运动恢复。

②主动助力活动：常用悬吊练习、器械练习及滑轮练习等。

③主动运动：当患者能主动活动时应以主动锻炼为主，最常用的是各种徒手体操。运动时用力要均匀缓慢，幅度由小到大，循序渐进。

3.牵引技术

牵引疗法是应用作用力与反作用力的力学原理，通过外力作用于人体脊柱或四肢关节，使其发生一定的分离，周围软组织得到适当的牵伸，从而达到治疗目的的一种方法。脊椎牵引疗法通常是指使用外力牵拉颈椎、腰椎以达到治疗目的，包括颈椎牵引和腰椎牵引。

（1）治疗作用

①牵伸挛缩的关节囊和韧带，松解软组织粘连，解除肌肉痉挛，使肌肉放松，缓解疼痛，并改善脊柱和四肢关节的活动范围。

②改善局部血液循环，促进水肿的吸收和炎症的消退，有利于损伤的软组织修复。

③使椎间孔增大，解除神经根的刺激和压迫，促进炎症的消退；拉大椎间隙，有利于膨出的椎间盘回缩以及外突的椎间盘回纳。

（2）脊椎牵引种类

①根据治疗时患者体位不同，分为卧位牵引、坐位牵引、斜位牵引或直立位牵引；

②根据牵引力来源不同，分为用患者自身重量牵引、手法牵引、机械牵引、电动牵引；

③根据牵引持续时间不同，分为持续牵引与间歇牵引。

（3）脊椎牵引方法

①颈椎牵引方法：常用的方法有坐位及卧位牵引。国内一般多采用坐位，小重量，短时间或持续性、枕颌带的方法。重量从 4kg 开始，随疗程逐渐加至 10kg。每日 1 次，每次时间为 15～30 分钟，每个疗程在 20 次左右。也有的医院采用三维电脑牵引，可采用不同的角度进行牵引。

②腰椎牵引方法：一般采用仰卧屈髋屈膝体位，可尽量减小脊柱应力。牵引力通常以自身体重的一半作为起始牵引重量，根据情况逐步增加，最多可加至相当于患者体重。以间断性牵引为主，每次牵引持续 20～30 分钟，每日牵引 1～2 次，15～20 天为一疗程。

（4）脊椎牵引注意事项

牵引时应充分注意个体差异，密切观察牵引时患者的感受及反应，根据实际情况做必要的调整。牵引过程要严密观察患者反应，如有不适或症状加重应及时停止治疗，寻找原因或更改治疗方法。

4.平衡训练技术

平衡训练是为了提高患者维持身体平衡能力而采取的各种训练措施，常用于因神经系统疾病、骨关节疾病等所致的平衡能力减弱的患者。

（1）平衡训练原则

训练时应遵循循序渐进的原则，支撑面由大到小，重心由低到高，从睁眼到闭眼，从静态平衡到动态平衡，逐渐增加训练的复杂性。由于患者平衡功能差，容易摔倒，训练时尤其要注意安全。

（2）平衡训练的方法

①静态平衡练习：静态平衡是指人体在没有外力的情况下能维持重心稳定。平衡训练先练习稳定体位，然后转至不稳定体位。练习站立平衡时先进行辅助站立训练，然后进行独立站立训练。辅助站立训练可以由治疗师扶助患者，也可以由患者自己扶助肋木、助行

架、手杖或腋杖等，或者患者站于平行杠内扶助站立。独立站立训练时患者要面对镜子保持独立站立位。

②动态平衡训练：动态平衡分为自动态平衡和他动态平衡，可在坐位、站立位下进行训练，首先训练自动态平衡，再训练他动态平衡。例如，患者端坐床边，可练习身体向各个方向的运动。进行其他动态平衡训练时，患者面对镜子保持独立站立位，治疗师对其进行外力干扰。

5.协调训练技术

（1）定义

协调是指人体产生平滑、准确、有控制的运动的能力。协调训练是指恢复平滑、准确、有控制的运动能力的方法。常用于深感觉障碍、共济运动失调等协调功能障碍的患者。

（2）训练方法

协调训练时也须注意动作的节律性，先慢后快，逐渐练习。先睁眼练习，功能改善后，再将有些训练项目改为闭眼状态下进行，如指鼻练习、对指练习等。主要包括轮替动作练习、方向性动作练习、手眼协调训练，如抓物训练、画画、跳绳、踢毽子等。

6.关节松动术

关节松动术是治疗者在关节活动可动范围内完成的一种针对性很强的手法操作技术，主要用来治疗关节功能障碍如关节疼痛、关节活动受限或关节僵硬。在应用时常选择关节的生理运动和附属运动作为治疗手段。其治疗作用有下面几点。

（1）生理效应

主要为力学及神经作用。关节松动能促进关节液流动，增加关节软骨和软骨盘血管的营养，缓解疼痛，防止关节退变。另外，能抑制脊髓和脑干致痛物质的释放，提高痛阈。

（2）保持组织的伸展性

关节松动术直接牵拉了关节周围的软组织，可保持或增加伸展性，改善 ROM。

（3）增加本体反馈

关节松动以提供关节静止位置和运动速度及变化、关节的运动方向、肌肉张力及变化。

7.牵伸技术

牵伸是指运用外力（人工或机械/电动设备）牵伸短缩或挛缩组织并使其延长，改善这些软组织的伸展性，降低肌张力，改善或恢复关节活动范围。常用的牵伸技术有被动牵伸（手法牵伸和机械牵伸）、主动牵伸、主动抑制等技术。注意牵伸时须放松被牵伸部位，避免过度牵伸及挤压关节，不要牵伸水肿组织及牵伸肌力较弱的肌肉。

（1）治疗作用

牵伸治疗能提高肌肉柔韧性、耐力和力量，减少肌肉酸痛，提高肌肉活动的效率和动作的流畅性，关节灵活性，预防肌肉挛缩，防止结缔组织发生不可逆性挛缩等。

（2）临床应用

①适用于四肢关节附近肌肉的短缩、颈腰部的短缩和挛缩组织的牵伸。

②缓解由于烧伤、皮肤严重挫伤后所致的粘连和瘢痕。

③用于中枢神经病变或损伤患者肌张力异常增高而导致的肌肉痉挛或挛缩。

④体育锻炼或健身前后牵伸，可预防肌肉骨骼损伤，减轻运动后肌肉疼痛。

8.神经发育疗法

根据神经性生理与神经发育的规律，应用促进或抑制方法改善脑病损者运动控制能力的一类康复治疗方法，又称为神经生理疗法与神经发育疗法。主要适用于偏瘫、脑瘫及神经发育迟缓者。在康复治疗中应用较为普遍的方法有：Rood 方法、Bobath 方法、神经肌肉本体易化法（PNF）等。

（1）Rood 技术

又称为多种皮肤感觉刺激技术，是通过对相应皮肤区域，采用多种感觉刺激，以诱发产生肌肉的收缩或关节运动的方法。通过有控制的感觉刺激，诱发出有目的的运动应答。刺激时由颈部开始，尾部结束，由近端开始，刺激向远端扩散；先刺激外感受器，后利用本体感受器；由反射运动开始，促进随意运动产生，先进行两侧运动，再进行一侧运动，最后是旋转运动。

（2）Bobath 技术

又称神经发育（NDT），是由英国物理治疗师 Berta Bobath 和她的丈夫 Karel Bobath 在实践中共同探讨创立的治疗技术，适用于中枢神经系统损伤引起的运动功能障碍的康复治疗。训练时遵循人体正常发育程序，按照从头到脚、由近及远的正常的运动发育顺序制订训练计划，抑制异常的运动模式，并通过控制关键点诱导患者逐步学会正常的运动模式；强调学习运动的感觉，通过进行重复的动作训练可促进患者获得正常运动的感觉。

（3）Brunnstrom 疗法

强调在偏瘫的恢复早期应用联合反应和协同运动等病理运动模式和反射模式作为促进手段，然后把这些运动模式逐步休整为随意的分离运动，以恢复运动控制能力的方法。偏瘫患者的恢复过程不是直线性的，而是经历了运动模式质变的过程，即：从没有任何运动→联合反应、共同运动→分离运动→随意运动。

（4）本体神经肌肉促进技术（PNF）

又叫 PNF 技术，它是利用牵张、关节压缩和牵引及施加阻力等本体刺激，应用螺旋形和对角线运动模式，来激活和募集最大数量的运动肌纤维参与活动，促进运动功能恢复的一种治疗方法。

9.运动再学习技术（MRP）

该技术是 20 世纪 80 年代初澳大利亚学者 J.Carr 提出的一套主要应用于成人脑卒中后运动功能恢复的康复治疗方法，主要是将脑卒中后的康复训练视为一种再学习或重新学习。MRP 理论认为实现功能重组的主要条件是需要进行针对性的练习活动，练习得越多，功能重组越有效，特别是与早期练习有关的运动。MRP 主张通过多种反馈（视、听、皮肤、手的引导等）来强化训练效果，且充分利用反馈在运动控制中的作用，限制不必要的肌肉运动。

第二节 作业疗法

一、概述

作业治疗（OT）是指有选择性和目的性地应用与日常生活、工作、学习和休闲等有关的各种活动来治疗患者躯体、心理等方面的功能障碍，预防生活及工作能力的丧失或残疾，发挥患者身心的最大潜能，以最大限度地改善和恢复患者躯体、心理和社会等方面的功能，提高生存质量，促其早日回归家庭、重返社会的一种康复治疗技术或方法。

作业是指人类的活动、劳作、事件或从事的工作。所以某种意义上可以认为作业治疗是以活动或劳动和从事某项事情等作为一种治疗的手段，以对人类的健康或各方面的功能产生影响。作业活动在治疗的过程中，不仅能改善躯体的功能状况，还能增加患者的兴趣，改善心理状况。作业治疗以患者为核心，作业治疗师在制订作业治疗方案时，应根据患者个体情况，如年龄、性别、职业、文化程度、工作和生活环境等，选择和设计适合患者个体、符合患者意愿和需求的作业治疗方法。同时，作业治疗也是一种需要患者主动参与的创造性活动，因此，我们在有选择地进行作业治疗时，要充分发掘患者综合、协调和认知等各方面的能力或潜能，尽最大的可能，恢复其功能，最终使患者能恢复独立的日常生活和工作能力，提高患者的生存质量，使其真正回归家庭、重返社会。

二、作业治疗的理念及思路

目前国际上普遍的理念及思路认为：人通过自己的作业活动行为，可以协调和改善躯体及心理功能；人、环境和作业活动之间的相互作用，可促进人的身心健康；人对于活动的控制和调节，是通过大脑的控制和各系统的协调完成的，即人体是一个具有负反馈的控制系统，这个系统将各种感觉信息作为反馈，用以提高活动控制的效率和准确性，强调的是外周感觉反馈作用。如当一个人伸手去拿东西或做某项活动时，视觉、听觉或触觉便能不断地去感觉信息，并将这些信息不断地反馈到大脑神经中枢，然后，人体控制系统通过不断地修正和调节，最后拿到所需要的东西或完成某项活动。所以，人在学习和掌握某种活动技能或任务的过程中，即是通过这种程序进行学习，掌握新的技能，促进功能的恢复，进行更为有意义的生活。

三、作业疗法功能评定

作业评定是作业治疗的主要方面，相关的精确的评定是制订治疗计划的基础。一个完整的作业评定应包括作业技能的评定和作业能力的评定。

（一）作业技能评定

（1）感觉，包括痛、温、触觉；本体感觉；前庭感觉；视、听、味、嗅觉等。

（2）运动，主要包括关节活动范围、肌力、耐力、肌张力、协调控制能力、平衡能力等。

（3）高级脑功能评定。

（4）心理社会活动技能评定。

（二）作业能力评定

（1）日常生活活动（ADL）能力评定：包括基本或躯体的 ADL，如仪表卫生、洗澡、穿衣、进食、表达、性生活等；工具性 ADL，如打扫卫生、做饭、理财、外出交通等。

（2）娱乐和兴趣性作业能力评定：包括职业的、业余的、社交的兴趣和作业能力。

（3）生存质量评定。

（4）职业能力评定。

（5）就业前能力评定。

（6）环境评定。

四、作业治疗与运动治疗的区别

作业治疗与运动治疗都是康复医学的重要组成部分，在临床上常常一同使用，应用非常广泛。作业治疗与运动治疗虽然同属非常有特色的康复治疗技术，遵循相同的生物力学和神经生理学原理，但治疗目标、范围、手段、重点和患者参与情况等都有所区别。然而，临床上在对患者进行康复治疗的时候，两者常常相互配合应用，并可结合其他康复治疗措施，如心理、言语、认知训练等康复治疗手段一起进行，以增强康复治疗的效果。

五、作业活动的分析和治疗方法的选择

（一）作业活动的分析

（1）要分析该作业活动的性质，主要是属于体力性的还是脑力性的，是日常活动还是职业活动或娱乐活动，是否与患者的病情相适应。

（2）要分析该作业活动主要涉及哪方面的技能和素质，对训练哪方面的技能和素质有帮助（如运动方面、感觉方面、智能方面、心理方面及社交方面等）。

（3）要分析该作业活动在克服功能障碍方面能否达到预期目标。

（4）即使是同一作业，但患者的姿势、体位、用具、材料和作业技巧不同，可使结果产生很大的差异。以木工的拉锯作业为例：推锯需要肘的伸肌及躯干屈肌的力量，拉锯则需要肘的屈肌及躯干伸肌的力量，其结果就大不相同，因此要进行具体分析。

（5）要分析对于该作业活动患者是否能独立完成或须借助器具才能完成。

（二）治疗方法的选择

1.因地制宜

在选择作业活动时，要考虑当地的一些有利条件，如：在纺织业为主的地区，可以开展纺织作业活动；在制陶业为主的地区，可以开展制陶作业活动。因地制宜，就地取材，方便易行。

2.因人而异

选择作业活动时，必须考虑患者的性别、年龄、文化程度、职业、残疾种类、功能障碍的程度和个人爱好等，要因人而异，选择适宜的作业活动方法。

3.趣味性

作业活动要尽可能具有趣味性，并且通过作业活动能完成一个产品或成果，用于作业活动的材料要安全。

4.按治疗目的选择

（1）按运动功能训练的需要选择

主要是根据生物力学的原理，从某一活动的动作特点出发进行选择。目的在于增加关

节活动范围、增强肌力和耐力、掌握实用性动作技巧。

• 增加肩肘屈伸活动能力的作业训练：锯木、擦桌面、推砂磨板、推滚筒等。

• 增加腕关节活动能力的作业训练：粉刷、锤打、绘画、和泥、打乒乓球等。

• 增加手指精细活动能力的作业训练：编织、弹琴、打字、拾豆、拧螺丝等。

• 增加髋关节屈伸活动能力的作业训练：踏自行车、上下楼梯等。

• 增加踝关节活动能力的作业训练：脚踏缝纫机、踏自行车、脚踏风琴等。

• 增强上肢肌力的作业训练：砂磨、拉锯、调和黏土等。

• 增强手部肌力的作业训练：捏橡皮泥或黏土、和面、捏饺子、木刻等。

• 增强下肢肌力的作业训练：踏功率自行车、蹬圆木等。

• 改善眼手协调能力的作业训练：剪贴、编织、刺绣、嵌插、木刻、打字。

• 改善下肢协调能力的作业训练：脚踏缝纫机、脚踏风琴等。

• 改善上下肢协调能力的作业训练：健身操、打保龄球、用脚踏缝纫机做缝纫等。

• 改善平衡能力的作业训练：套圈、推小车、掷保龄球、投球等。

（2）按心理及精神状态调整的需要选择

适用于慢性病病人、情绪不佳者及神经症者。

• 转移注意力的作业训练：绘画、下棋、泥塑、游戏、养鱼、手工艺、社交等。

• 增强兴奋性的作业训练：观看或参加竞技比赛、游戏等。

• 镇静情绪的作业训练：园艺、针织、绘画、钓鱼、书法、音乐欣赏等。

• 增强自信心和自我价值观念的作业训练：编织、泥塑等能独立完成作品的活动。

• 减轻罪责感的作业训练：打扫卫生、帮助别人劳动等。

• 宣泄情绪的作业训练：锤打、钉钉子、锄草、锯木、挖土、玩电子游戏。

（3）按社会生活技能和素质训练的需要选择

• 培养集体观念的作业训练：集体性游戏或球类活动、文娱活动等。

• 培养时间观念、计划性和责任感的作业训练：计件作业、有明确的质量检验标准的生产性作业、协助治疗师安排作业治疗计划等。

六、作业疗法的临床应用及注意事项

（一）临床应用

1.适应证

作业疗法的临床应用十分广泛。其治疗对象包括所有因疾病或创伤所导致的在自理、工作或休闲娱乐活动等方面存在能力障碍的伤残者。

（1）儿科疾病

脑瘫、肢体残疾、发育不良、自闭症等。

（2）内科疾病

高血压、冠心病、心肌梗死、糖尿病、慢性阻塞性肺部疾病等。

（3）骨科疾病

截肢、手外伤、烧伤、骨折、人工关节置换术后、肩关节周围炎、脱位等。

（4）神经系统疾病

脑卒中、颅脑外伤、脊髓损伤、周围神经病损、老年性痴呆等。

（5）精神科疾病

焦虑症、抑郁症、神经症、精神分裂症等。

2.禁忌证

意识不清、严重认知障碍不能合作者，危重症、心肺肝肾功能严重不全等。

（二）注意事项

（1）作业疗法的进行必须使患者主动参与，充分调动患者的主观能动性，使其竭尽全力。如患者主动性不足，应寻找原因，适时调整治疗方案。

（2）作业疗法的选择必须根据患者的具体情况，因人而异；必须充分利用当地的有利条件，因地制宜。

（3）作业疗法时必须有医护人员或患者家属监护和指导，以保证安全，防止发生意外。对老人、行动不便者和小儿尤须加以保护。

（4）采取正确的姿势和体位，治疗台的高度要合适。作业治疗活动中注意密切观察，如患者出现疲劳、疼痛、关节红肿等应暂停治疗。

（5）活动量要适时调节，循序渐进，防止肌腱的再发断裂、关节再发脱臼及伴随骨质疏松而产生的骨折等。

（6）疗程中要定期评定，根据病情的变化及时调整、修订治疗处方。

（7）作业疗法须与其他疗法密切结合，以提高疗效。

七、作业治疗师的职责

作业治疗是通过各种有目的的活动，对功能障碍患者或残疾者进行治疗或功能训练，使之最大限度地提高或维持躯体、心理和社会等各方面的功能，保持其在家庭和社会生活中的独立性。因此，这不仅需要治疗师具有丰富的专业知识和技能，而且更需要有敏锐的观察、综合分析和判断能力。一般作业治疗师的职责具体有如下几点：

（1）收集患者资料，了解患者的病史，评定患者的功能状况及作业活动能力，对患者的生活和工作环境进行评估或提出改造意见，制订较完善的作业治疗方案。

（2）评价患者自理活动能力，并指导患者进行自我照顾及日常生活活动（ADL）训练，如穿着衣物、使用餐具进食、梳洗、如厕、床椅的移动或行走及个人卫生等。训练患者用新的活动方式、方法，或应用辅助器具和使用合适的家用设施，发挥残存功能的代偿作用，以提高患者独立完成日常生活活动的能力。

（3）指导患者家务活动训练，让患者懂得如何节省体力、减少家务活动的能量消耗、注意安全等。

（4）指导患者进行触觉、实体觉、运动觉、感觉运动觉等感知觉的功能训练。

（5）指导患者进行认知功能训练，包括注意力、记忆力、定向力、理解力、复杂操作能力、解题能力等方面的训练。

（6）指导患者应用手工艺疗法，进行手功能的锻炼和恢复手的灵巧性（如泥塑、陶器、书画创作、工艺编织等作业活动）。工艺疗法既可改善手的精细活动，训练创造性技巧，又能提高患者的兴趣，改善情绪。

（7）组织患者参加有选择性的文娱活动或园艺劳动。也可应用中国传统疗法如太极拳、五禽戏等，改善患者的协调性，促进患者的肢体功能恢复。

（8）组织和指导患者参加适当的工作和生产劳动（即工作疗法），让患者体现其生存价值，并可以转移患者对病残的注意力，调整患者的精神和心理状态。同时，这也是对患者进行社会适应能力方面的训练，促其早日回归社会的重要措施。

（9）为有运动障碍的患者，提供订制或购买自助器具或辅助器具的咨询，并指导患者使用这些器具，以方便患者在器具的帮助下，能独自完成日常生活中的一些活动，如梳洗、穿着鞋袜、备餐、进食、步行等，从而提高患者日常生活的独立性。

（10）为患者提供有关出院后家居环境条件改造方面的咨询。如针对进出通道、房屋建筑布局、家具或生活设施的改造、设备使用的安全性等问题，提出建设性的调整和改造意见。

（11）挖掘患者的职业潜能，指导患者实施职业技巧训练，包括基本劳动和工作的技巧、进行工作前或就业前的训练。根据患者的技能、专长、身体功能状况、兴趣和就业的可能性，向患者提供有关就业方面的意见和建议，为患者选择最合适的职业提供帮助。

（12）指导患者进行人际交往、沟通技巧、心理调适等方面的训练。

（13）对患者及其家属或陪护者，进行有关功能障碍的预防和康复方面的知识教育和培训工作。

八、常用的作业治疗器械和设备

作业治疗的器械和设备一般比较简单，但种类繁多。现介绍临床常用的作业治疗的器械和设备。

（一）手的精细活动及上肢活动训练器械

如插板、插针、磨砂板、套圈、七巧板、手指抓握练习器、O'Connor 手精细活动能力测试器、手指屈伸牵拉重量练习器、手腕功能综合训练器、结扣解扣练习器、计算机等，以及各种训练手指精细抓捏动作用的小粒滚珠、木棒和细小的物件等。

（二）日常生活活动训练器具

如穿衣钩、扣纽器、穿袜器、鞋拔、长柄梳子、拾物器、C 型夹、姿势矫正镜，个人洗漱、清洁用具及物品，餐具、自动喂食器、厨具、家用电器、模拟厕所、浴室设备，以及功能独立性评定器具等。

（三）认知功能测量及训练器具

如各种记忆图片、实物、棋牌、积木、拼图材料、交流沟通板，以及实体觉测验器具、感觉统合测验器材和计算机测试软件等。

（四）工艺治疗用设备或器材

如黏土和制陶材料及其工具和设备、刺绣用材料及用具、竹编或藤编工艺材料及用具、写字和绘画用笔及颜料等。

（五）辅助器具及支具

如各种手杖、腋杖、肘杖、轮椅、水平转移车、转移板，以及各种助行器和功能改善用的支具等。

（六）职业能力测试及训练设备

如缝纫机、打字机、台式计算机、各种木工工具、器械维修工具、五金工具、Valpar综合职业技能测试设备（Valpar工作范例评定系统）等。

第四章　中医康复疗法

第一节　中药康复法

中药康复法是指在疾病康复过程中，采用制成各种剂型的中药进行内服、外用，以减轻和消除患者形神功能障碍，促进其身心康复的方法，是中医康复技术中最常用、内容最丰富的方法之一。在康复医学领域，合理使用中药和方剂，是不可或缺的重要内容。临床以辨证康复观为指导，正确运用中药、方剂，以减轻和消除患者心理和生理的功能障碍，促进其身心康复。

中药在康复医学中的应用，主要体现在疾病的预防、疾病发展过程中对脏腑功能失调及疾病后期的功能障碍的改善方面。通过中医的整体观念和辨证施治，并结合西医学对疾病的认识，对某些疾病的前期表现或危险因素通过中药进行干预，可以预防这些疾病的发生和发展，起到未病先防、"不治已病治未病"的作用；在疾病发展期，可以调整脏腑功能，促使疾病有一个良好的转归；在疾病的后期，通过培补正气、活血化瘀等，使正气恢复，邪去正安，促进神形的早日康复。

中药康复法分为内治法和外治法，两者在药物的吸收方式上有所差异，内服的药物通过消化道吸收，而外用的药物则是通过体表的渗透作用吸收。两者都是以中医理论为指导，恰当地选择药物和用药方式，以达到调理阴阳、协调脏腑功能、促进机体功能障碍尽快恢复的目的。

一、中药内治法

中药内治法是根据患者的具体情况，辨证处方，形神兼顾，合理选用汤、丸、散、膏等剂型内服，以达到协调阴阳、恢复脏腑经络气血功能目的的一种中药康复方法。

（一）中药内治的主要疗法

1.汗法

汗法是通过开泄腠理、调畅营卫、宣发肺气等方式，使在表的外感六淫之邪随汗而解的一类治法。汗法不以汗出为目的，主要是通过出汗，使腠理开、营卫和、肺气畅、血脉通，从而能祛邪外出，正气调和。所以，汗法除了主要治疗外感六淫之邪所致的表证外，凡是腠理闭塞、营卫郁滞的寒热无汗，或腠理疏松，虽有汗但寒热不解的病证，皆可用汗法治疗。

2.吐法

吐法是通过涌吐的方法，使停留在咽喉、胸膈、胃脘的痰涎、宿食或毒物从口中吐出的一类治法。适用于中风痰壅，宿食壅阻胃脘，毒物尚在胃中；痰涎壅盛之癫狂、喉痹，以及霍乱吐泻不得等，属于病位居上、病势急暴、内蓄实邪、体质壮实之证。因吐法易伤胃气，故体虚气弱、妇人新产、孕妇等均应慎用。

3.下法

下法是通过泻下、荡涤、攻逐等方法，使停留于胃肠的宿食、燥屎、冷积、瘀血、结痰、停水等从下窍而出，以此来祛邪除病的一类治法。凡邪在肠胃而致大便不通、燥屎内结，或热结旁流，以及停痰留饮、瘀血积水等形症俱实之证，均可使用。由于病情有寒热，正气有虚实，病邪有兼夹，下法又有寒下、温下、润下、逐水、攻补兼施之别，并与其他治法结合运用。

4.和法

和法是通过和解或调和的方法，使半表半里之邪，或脏腑、阴阳、表里失和之证得以解除的一类治法。《伤寒明理论·诸药方论·小柴胡汤方》说："伤寒邪在表者，必渍形以为汗；邪在里者，必荡涤以为利；其于不内不外，半表半里，既非发汗之所宜，又非吐下之所对，是当和解则可矣。"所以，和解是专治邪在半表半里的一种方法。至于调和之法，戴天章的《广瘟疫论·和法》说："寒热并用之谓和，补泻合剂之谓和，表里双解之谓和，平其亢厉之谓和。"可见，和法是一种既能祛除病邪，又能调整脏腑功能的治法。

它无明显寒热补泻之偏，性质平和，全面兼顾，适用于邪犯少阳、肝脾不和、肠寒胃热、气血营卫失和等证。和法的应用范围较广，分类也多，其中主要有和解少阳、透达膜原、调和肝脾、疏肝和胃、分消上下、调和肠胃等。

5.温法

温法是通过温里祛寒的方法，以治疗里寒证的一类治法。里寒证的形成，有外感内伤的不同，或由寒邪直中于里，或因失治、误治而损伤人体阳气，或因素体阳气虚弱，以至寒从中生。同时，里寒证有部位浅深、程度轻重的差别，故温法又有温中祛寒、回阳救逆和温经散寒的区别。由于里寒证在形成和发展过程中，往往阳虚与寒邪并存，故温法又常与补法配合运用。

6.清法

清法是通过清热、泻火、解毒、凉血等方法，以清除里热之邪的一类治法。适用于里热证、火证、热毒证和虚热证等里热病证。由于里热证有热在气分、营分、血分、热壅成毒和热在某一脏腑之分，因而在清法之中，又有清气分热、清营凉血、清热解毒、清脏腑热等不同。热证最易伤阴，大热又易耗气，故清热剂中常配伍生津、益气之品。

7.消法

消法是通过消食导滞、行气活血、化痰利水、驱虫等方法，使气、血、痰、食、水、虫等渐积形成的有形之邪渐消缓散的一类治法。适用于饮食停滞、气滞血瘀、癥瘕积聚、水湿内停、痰饮不化、痞积虫积和疮疡痈肿等病证。消法与下法虽同是治疗内蓄有形实邪的方法，但在适应证上有所不同。下法所治病证，大抵病势急迫，形症俱实，邪在肠胃，必须速除，且是可以从下窍而出者。消法所治，主要是病在脏腑、经络、肌肉之间，邪坚病固而来势较缓，属渐积形成，且多虚实夹杂，尤其是气血积滞而成的癥瘕痞块、痰核瘰疬等，不可能迅即消除，必须渐消缓散。消法虽也常与补法、下法、温法、清法等其他治法配合运用，但仍然是以消为主要目的。

8.补法

补法是通过补益人体气血阴阳的方法，主治各种虚弱证候的一类治法。补法的目的，在于通过药物的补益，使人体气血阴阳虚弱或脏腑之间的失调状态得到纠正，复归于平衡。此外，在正虚不能祛邪外出时，也可用补法扶助正气，并配合其他治法，达到扶正祛邪的目的。虽然补法有时可收到间接祛邪的效果，但一般是在无外邪时使用，以避免"闭门留寇"之弊。补法的具体内容甚多，既有补益气、血、阴、阳的不同，又有分补五脏的侧重，但较常用的治法分类仍以补气、补血、补阴、补阳为主。

上述八种治法，适用于表里、寒热、虚实等不同的证候。对于多数疾病而言，病情往往是复杂的，不是单一治法能够符合治疗需要的，常须数种治法配合运用，才能治无遗邪，照顾全面，故虽为八法，配合运用之后则变化多端。正如程钟龄《医学心悟·医门八法》中说："一法之中，八法备焉；八法之中，百法备焉。"为此，临证处方必须针对具体情况，灵活运用八法，使之切合病情，方能收到满意的疗效。

（二）中药内治的常用剂型

1.汤剂

把药物混合，放入砂锅，加水浸泡后（有时根据需要加黄酒或白酒浸泡透），煎煮一定时间，去渣取汁，作内服用。特点是吸收快，作用较迅速，针对性强。适用于各种慢性疾病的康复，如中风后遗症常用的补阳还五汤等。

2.散剂

有内服、外用两种。内服散剂，是将药物研细成细末调服。服散剂，有用茶汤、米饮或酒、醋调服等，根据病情的需要和药物的作用而定。散剂对胃肠发生直接作用，且服用方便，如五苓散、行军散等。外用散剂是将药物研成极细末，撒布或调敷患处，如外科的生肌散、金黄散等，多用于烧伤等疾病的康复。

3.丸剂

丸剂分蜜丸、水丸、糊丸、浓缩丸数种，是将药物研成细末，用蜜、水，或米糊、面糊或药汁等作为赋型剂制成的圆形固体型。特点是药力持久、吸收缓慢，体积小，易贮存，服用方便。适用于长期虚弱疾患，宜于久服缓治者的康复，如六味地黄丸、肾气丸等。

4.膏剂

是将药物用水或植物油煎熬浓缩而成的剂型，分内服和外用两种。内服膏剂有流浸膏、浸膏、煎膏三种，特点是质稠味甘，药性和缓，服用方便。

（1）流浸膏、浸膏

这两种膏剂是采用提取药物的有效成分，通过低温蒸发的办法，将液体浸出后制成。特点是浓度高，体积小，剂量小。浸膏可以制成片剂、丸剂或装入胶囊后使用。

（2）煎膏

又称膏滋，是将药材反复煎煮到一定程度后，去渣取汁，再浓缩，加入适当的辅料，煎熬成膏使用。

5.药酒

是以酒作为主要溶剂.再加入具有滋补、保健等治疗功用的食用药物，经过一定时间的浸泡后服用，以达到防治疾病、强身保健、延缓衰老、延年益寿功效的一种疗法，可内服或者外用，多用于风寒湿痹证、血瘀等疾病的治疗和康复，如红兰花酒等。

二、中药外治法

中药外治法是指针对患者的具体病情，选择适当的中药，经一定的炮制加工后，对患者全身或病变局部，进行体外治疗的方法。中药外治法的应用在我国历史悠久，积累了丰富的经验。马王堆汉墓出土的成书于战国时期的《五十二病方》记载了熏洗疗法的临床应用。《仙授理伤续断秘方》介绍了外治疗法在骨关节损伤中的应用，《千金要方》记载了中药蒸气熏蒸法、淋洗法、浴洗法、坐浴法、浸洗法等多种外治法，宋代《太平圣惠方》《圣济总录》全面系统地介绍了中药外治的方药，《太平圣惠方》中载熏洗方剂163首。直至清代，吴尚先完成了中药外治疗法专著——《理瀹骈文》，提出"外治之理，即内治之理；外治之药，即内治之药，所异者法耳"。从古至今，中医一直将中药外治法作为疾病的治疗和康复的重要手段。中药外治的主要疗法有以下几种。

1.膏药疗法

古称"薄贴"，是将药粉配合香油、黄丹或蜂蜡等基质炼制而成的硬膏，再将药膏摊涂在一定规格的布、皮、桑皮纸等上面而成。膏药黏性较好，使用方便，药效持久，便于贮存和携带，适合治疗多种疾病。

（1）分类

外用膏剂又分为软膏和硬膏两种。

①软膏：又称药膏、油膏，系用适当的基质与药物混合制成一种容易涂于皮肤、黏膜的半固体外用制剂，具有一定的黏稠性，涂于皮肤或黏膜上能渐渐溶化，有效成分可被缓慢吸收，且能持久发挥疗效。

②硬膏：又称膏药，系用油类将药物煎熬到一定程度时，去渣后再加入黄丹、白蜡等收膏。呈暗黑色的膏药，涂布于布或纸等裱褙材料上，是供贴敷于皮肤的外用剂型，亦称黑膏药。常温下呈固体态，但在36~37℃时，则溶化而释放药力，起到局部或全身治疗作用，同时起机械性保护作用。

（2）作用

膏药应用于中医康复医学，根据其功效可分为两类。

①改善形体功能类：这类膏药具有祛风除湿、温经通络、消肿止痛、坚骨续筋、活血化瘀的功能，能消除肢体、关节、筋骨的运动功能障碍。主要用于痹证、痿证、骨折、伤筋等病证的恢复期，以促进其功能的恢复。例如，风寒湿痹、肢体拘挛麻木、关节屈伸不利者，可选用万应膏、宝珍膏、狗皮膏、温经通络膏、舒筋活络药膏及麝香追风膏等。跌打损伤而致伤筋者，可选用伤药膏、损伤风湿膏、损伤膏、消肿止痛膏、跌打风湿膏药等。损伤与风湿合并出现，可选用伤湿止痛膏、麝香止痛膏。骨折恢复期，可选用乌龙膏、接骨续筋膏、万灵膏及坚骨壮筋膏等。风瘫、肢体痿废不用者，可选用风痰膏、祛风愈瘫膏及健步膏等。陈旧性损伤所致血脉郁滞、筋膜粘连、软组织硬化者，可选用化坚膏、膜韧膏等。

②调理脏腑虚实类：这类膏药具有补虚扶弱或祛除病邪，以协调脏腑气机，消除阴阳偏盛偏衰而恢复脏腑功能的作用。例如，肺热咳嗽，可用清肺膏；心虚有痰火，神志不安者，可用养心安神膏；脾阳不运，饮食不化，或噎塞饱闷者，可用健脾膏；胃寒不纳，呕

吐泄泻，痞胀疼痛者，可用温胃膏；男子阴虚火旺，妇人骨蒸潮热者，可用滋阴壮水膏；元阳衰耗，脾胃寒冷者，可用扶阳益火膏。

2.熏蒸疗法

是利用中药煎煮后所产生的温热药气熏蒸患者身体，以达到康复目的的一种方法。其通过温热与药气共同作用于患者体表，致毛窍疏通，腠理开发，气血调畅，使郁者得疏，滞者得行，而起到散寒、活血通络、化瘀消肿、宣水利湿的功效。

临床应用时根据不同症状、不同部位选取不同方药，灵活应用。如风寒湿痹证，可选用风湿痹痛方。痿证、瘫证、痹证、伤筋等，可选用活血化瘀方。若周身多处疼痛痿软可熏蒸全身，某一肢体或局部为患则宜选蒸局部。凡有心脏病、高血压病、肺结核、肝炎、肿瘤，或孕妇、妇女月经期间，均不宜采用熏蒸疗法。

3.烫洗疗法

是指选配某些中草药制成煎剂，乘热进行局部或全身浸洗，以促进患者康复的方法，又称药浴疗法，古称浸渍法。它既具有热水浴的作用，又包括了药物治疗的作用。

其浸洗、沐浴方式与矿泉浴基本相同，但以坐浴和局部浸浴为主。常趁药液温度高，蒸气多时，先予熏蒸，然后当温度下降到能浸浴的温度时（一般为37～44℃）再烫洗。一旦药液温度低于体温，则应停止。一剂药液通常可反复加温使用5～6次。烫洗时间可视具体病情而定，一般以20～25分钟为宜。常用烫洗方及适应证如下：

（1）蠲痹止痛类

主要用于慢性风湿病、类风湿关节炎、慢性腰痛等。如儿仙逍遥汤、防风根汤，可用于风寒湿痹、软组织损伤后肿痛；乌附麻辛草姜汤、腰伤二方，可用于风寒湿痹及慢性腰痛；五宝浴液，可用于风湿性关节炎、坐骨神经痛等。

（2）和血理伤类

主要用于软组织损伤所致瘀肿疼痛、筋肉拘挛，骨折或关节脱位后期筋肉挛痛等。如散瘀和伤汤、海桐皮汤，可用于跌打损伤瘀痛；骨伤科外洗一方，可用于损伤后筋肉拘挛，关节活动不利，肢体酸痛麻木；骨伤科外洗二方，可用于损伤后期肢体冷痛，关节功能欠佳；化坚汤，可用于陈旧性损伤所致的局部软组织粘连，筋膜增厚，或软组织钙化，或骨质增生而出现的筋膜板硬，拘挛不舒，关节僵硬，摩擦弹响，运动障碍等。此外，还有风瘫方，可用于瘫证、痿证；罗布麻叶方，可用于高血压等。

4.熨敷疗法

是指用中草药熨敷于患部或一定的穴位，在热气和药气的作用下，以温通经脉，畅达气血，协调脏腑，达到康复目的的一种方法。

使用方法有两种：一是直接将加热的中草药敷于患部或穴位，外加包扎，如变凉则用热熨斗熨之；二是以两个布袋盛蒸热或炒热的药物，一袋温熨之，待冷则换另一袋，两袋交替加热使用。一般每日1～2次，半月左右为1个疗程。常用的熨敷方药及适应证有：熨风散，可用于风寒湿痹所致的筋骨疼痛；保元熨风方，可用于寒痹麻木肿痛，或遍身肩背骨节痛；御寒膏，可用于风冷肩背腰膝痛证；葱白方，可用于小便不通；韭菜叶方，可用于胁痛等。

此外，还可采用葱熨法、蚕砂熨法、盐醋熨法等。

①葱熨法：取新鲜大葱白500g，捣烂炒热，用布包熨患处或脐、腹、胸等部位。适用于癃闭及痹、瘫等疾病。

②蚕砂熨法：取蚕砂适量，分2～3袋，蒸热，以布袋盛装外熨患处，冷即易之。适用于手足不遂、关节不利诸症。

③盐醋熨法：先将青盐500g放入锅内爆炒，再将陈醋一碗洒入盐内，边洒边炒均匀，乘热用布包好，外熨患处或脐下。适用于跌打损伤，寒湿痹痛，尤其对烧伤后遗症、筋骨拘挛、肢体不遂者有较好的辅助医疗作用。少腹冷痛、癃闭等亦可用之。

5.药枕疗法

是中医学一种传统治病方法，是将具有芳香开窍、活血通络、镇静安神、益智醒脑等作用的药物碎断成块状或研粗末装入布袋内作枕头，用以防治疾病和延年益寿的一种自然疗法。

药枕疗法融芳香醒神、辟秽行气于一体，将治疗融入日常生活中，既经济又无痛苦，适用于各种经络阻滞、气血不通、瘀血内停等病证，如颈椎病、失眠、郁证、胸痹、心痛等。

（1）药枕疗法的作用机制

①调理经络：经络是"内属于府藏，外络于肢节"，沟通内外上下表里的通路。不仅大部分经络在颈项部循行、经过，而且还有许多腧穴分布于此。药枕疗法就是利用机械和药物等多种刺激，以激发经络之气，促进感传，使经络疏通，气血流畅，从而起到补虚泻实、调整阴阳、防病保健的目的。

②调节血管神经：颈项部位分布着极其丰富的血管、神经。药枕直接作用于血管、神经的分支区域内，能够对其产生良性影响。所以，药枕疗法在调理经络的同时，通过机械刺激和药物作用，刺激颈部的皮肤感受器或神经干，使之处于活跃、兴奋或抑制状态，藉以调节血管、神经，使局部微循环改善，血流加快，肌肉松弛，促使机体内环境得以保持相对的稳定。

③药物作用：药枕疗法不仅具有机械刺激的治疗作用，而且还可通过药物芳香走窍、镇静止痛等作用直接作用于官窍、皮肤，渗入血脉之中沿血循环而达病所，以调节气机，协调脏腑功能而发挥防病治病的作用。如药枕中许多药物含大量挥发油，或磁性成分，可直接作用于局部皮肤黏膜，起到镇静止痛、扩张血管、醒脑健脑等作用。

此外，药枕疗法还能对改变患者身心状态和居处环境起到良性的心理调节作用，并具有提高机体免疫力、调节内分泌等功能。

（2）药枕的制作

药枕的制作方法因其种类不同而稍有差异。一般而言，根蔓、木本、藤类药物多需晾晒或烘干，再粉碎成粗末即可；花、叶类药物多于晾晒后搓碎即可；矿石类、角质类药物多需打碎成小块和米粒大小，或制成粉类，再装入枕芯；冰片、麝香等贵重和易挥发类药物多混入药末之中，不须另加炮制。诸药混匀后，装入由纱布或棉布缝制的枕芯中，底层枕芯可加塑料布一块，防止药物渗漏而遗失。枕芯多选用松、柔、薄、透气良好的棉布、纱布，忌用化纤、尼龙类，枕形有圆柱、方柱、扁柱、三角柱等多种。一般枕长以60~90cm，枕宽 20～35cm 为宜，如需要可做成特殊形状的高枕。清代曹庭栋《养生随笔·枕》有云："侧卧耳必着枕，其长广如枕，高不过寸，中开一孔，卧时加于枕，以耳纳入。耳为肾窍，枕此并杜耳鸣耳塞之患。"此外，硬式药枕外面多套以棉质薄布料，以减少硬枕副作用且能保护药枕，延长使用时间。

（3）注意事项

药枕疗法由于制作方法和使用上的局限性，在临床应用时，必须注意以下几点。

①药枕不使用时最好用塑料包封，防止有效成分散发，并置于阴凉干燥处，防止霉变。一般使用 2～3 周后，当置于阳光下晾晒 1 小时，以保持药枕形状及药物的干燥度。

②药枕在枕前一般多要求患者松衣，饮温开水，以防止芳香类药物耗伤阴津。并要求患者全身放松，息心宁神。

③对在使用药枕过程中，原发病加重或无改善者，应及时到医院诊治，采用其他行之有效的中、西医疗法，严格防止因单用药枕而延误病情。

6.中药离子导入疗法

利用直流电使中药离子进入人体以达到治疗目的的方法，称为中药离子导入疗法。它是一种操作简便、作用独特、行之有效的治疗方法，中药离子导入疗法多应用具有疏通经络、活血止痛作用的中药，同时结合临床辨证，配以具有补气血、益肝肾、祛风湿、强筋骨之类的中药，针对症状和证候来治疗。

（1）中药离子的作用机制

中药离子导入疗法的治疗作用是由直流电和中药离子两部分的作用综合而成。直流电具有镇静和兴奋，扩张血管、促进局部血液循环，改变组织含水量，改善局部营养和代谢的作用；中药具有自身独特的性味和功效，当中药离子被导入人体后，可在局部或全身发挥中药本身的治疗作用。具体机制如下：

①在局部直接与组织发生反应。

②在皮肤内形成离子堆，与直流电共同构成对皮肤感受器的刺激物，引起轴突反射及皮肤内脏反射，对人体产生一定的作用。

③被血液或淋巴液带到全身而引起反应。

④集中在对该离子有亲和力的器官，其发挥特殊的治疗作用。

⑤当中药离子导入于腧穴部位时，可以通过腧穴来激发经气，从而发挥调节阴阳、扶正祛邪、活血止痛等治疗作用。

（2）中药离子导入疗法的作用特点

①导入体内的中药离子是有治疗作用的化学成分，而不是混合物。

②中药离子直接导入治疗部位，使局部有较高的药物浓度，适合于浅部治疗。

③离子导入不损伤皮肤，不引起疼痛或胃肠刺激。

④本法有一定局限性，导入药物量小，不能精确计算导入剂量，作用较慢，不易深达。

（3）中药离子导入疗法的临床应用

中药离子导入疗法主要适用于关节炎等疾患的康复。常用于离子导入的药物有红花、当归、川草乌、独活、威灵仙等药物。高热、心力衰竭、恶性肿瘤、湿疹、有出血倾向和对直流电不能耐受者，禁用本法。

第二节　针灸康复法

针灸学是中医学重要的组成部分，常用的针灸疗法主要有针刺法、灸法、拔罐及其他特种治疗方法，广泛应用于脑血管意外后遗症、痛症、神经系统疾病、关节病等领域的康复治疗中。针灸康复重在调节失常的气血津液及脏腑经络功能，纠正机体阴阳偏盛偏衰，使之建立新的平衡，恢复缺失的功能。

针灸康复主要用于慢性病、残疾病、精神病、老年病，以及许多急性病愈后的康复治疗，如中风偏瘫、面瘫、截瘫、退行性骨关节病、骨折后期、软组织损伤、高血压、冠心病、遗尿、尿失禁等疾患。

一、针刺疗法

针刺疗法是采用不同的针具刺激体表的穴位，运用各种方法激发经气，以调整人体功能，达到防治疾病的常用疗法。针刺疗法方法多样，诸如毫针、耳针、头针、颈针、火针、手针、足针疗法等。近年来针刺疗法与其他治法相结合，又创造出许多新的针法，如针刺与电刺激相结合而成为电针疗法，与药液相结合而成的穴位注射疗法等。

（一）毫针疗法

毫针是临床应用最为广泛的一种针具，是针刺疗法的主体。为了适应不同穴位和病情的需要，毫针有长有短，有粗有细；施治时，强调辨病证而取穴，注重采用相适应的手法，以增强疗效。毫针疗法具有调理全身气血阴阳、疏通经络、扶正祛邪等作用，操作方便，起效迅速。

毫针操作时，持针之手称为"刺手"，另一手爪切、按压所刺部位或辅助针身称为"押手"（又称"压手"）。刺手的作用主要是掌握针具，施行手法操作。进针时将臂、腕、指之力集于刺手，使针尖快速透入皮肤，然后行针。押手的作用，主要是固定腧穴的位置，夹持针身，协助刺手进针，使针具能够有所依附，保持针身垂直，不致摇晃和弯曲，力达针尖，以利于进针、减少疼痛和协助调节、控制针感。进针时，刺手与押手如配合得当，动作协调，可以减轻痛感，行针顺利，并能调整和加强针感，提高治疗效果。

在针刺操作中，正确掌握针刺角度、方向和深度，是获得针感、施行补泻、发挥针刺效应、提高针治疗效、防止针刺意外发生的重要环节。

针刺作用的基础首先要得气，即使患者产生针刺感应。得气，古称气至，近称针感，是指毫针刺入腧穴一定深度后，施以提插或捻转等行针手法，使针刺部位获得"经气"感应，谓之得气。行针得气并施以或补或泻手法后，将针留置在腧穴内者称为留针。留针是毫针刺法的一个重要环节，对于提高针刺治疗效果有重要意义。通过留针，既可以加强针刺感应和延长刺激作用，还可以起到候气和调气的目的。针刺得气后留针与否以及留针时间的长短，应视患者体质、病情、腧穴位置等而定。如一般病证只要针下得气并施以适当补泻手法后，即可出针，或留针 10～20 分钟。但对一些特殊病证，如慢性、顽固性、痉挛性疾病，可适当延长留针时间。

（二）电针疗法

电针是在针刺入腧穴得气后，在针具上通以接近人体生物电的微量脉冲电流，利用针与电两种刺激相结合，以防治疾病的一种疗法。电针能比较准确地掌握刺激参数，代替手法运针，节省人力，并提高对某些疾病的疗效。

电针的选穴与毫针刺法治疗大致相同，但应选取两个穴位以上，一般以取用同侧肢体1～3 对穴位为宜。电针的选穴，既可按经络选穴，又可结合神经的分布，选取有神经干通过的穴位及肌肉神经运动点。电针的适应证基本与毫针刺法相同，故其治疗范围较广。临床常用于各种痛证，痹证，痿证，心、胃、肠、胆、膀胱、子宫等器官的功能失调，癫狂，肌肉、韧带、关节的损伤性疾病等，并可用于针刺麻醉。

二、艾灸疗法

艾灸疗法是用艾绒做成艾炷或艾条，点燃后在穴位或患处熏灸，借助温热性和药物作用，以温通经络，调和气血，燥湿祛寒，回阳救逆，消肿散结，达到治疗疾病的目的。临床上常用的有艾条灸、艾炷灸等。

（一）艾条灸

点燃艾条一端，燃端距应灸穴位或局部 2～4cm 处熏灸，使局部有温热感，以不感烧灼为度。每次灸 15～30 分钟，使局部皮肤红润、灼热。中途艾绒烧灰较多时，应将绒灰置于弯盘中，避免脱落在患者身上。在腹部、背部较平坦处行艾灸时，可用灸盒。即患者取平卧或俯卧位，将点燃之艾条放于盒内纱隔层上，灸盒放在应灸穴位的部位，加盖后可使其自行燃烧艾条，达到艾灸的目的。

（二）艾炷灸

将艾绒制成大小适宜之艾炷，置于施灸部位点燃而治病的方法称为艾炷灸。临床分为直接灸和间接灸（隔物灸）。

1.直接灸

将大小适宜的艾炷，直接放在皮肤上施灸的方法。若施灸时须将皮肤烧伤化脓，愈后有瘢痕者，称为瘢痕灸；若不使皮肤烧伤化脓，不留瘢痕者，称为无瘢痕灸。

2.间接灸（隔物灸）

临床较为常用的是隔姜灸、隔蒜灸。根据需要，准备切成 0.2～0.3cm 薄，直径 2～3cm 的鲜姜片或鲜大蒜头数片（或用大蒜捣泥，取 0.3cm 厚的大蒜泥敷于穴位皮肤），放于穴位，上置艾炷，点燃待患者感灼热时即更换艾炷，连灸 3～5 壮。脐部也可敷食盐后，置艾炷灸之，称隔盐灸，或在穴位放其他药物如附子片等，统称间接灸法。

（三）艾灸疗法在中医康复中的应用

1.脾胃虚寒性胃痛

灸中脘（隔姜灸）、内关、足三里。

2.脾虚型腹泻

灸天枢（隔姜灸）、神阙（隔盐灸）、足三里、肾俞、脾俞。

3.虚脱、四肢厥逆

灸百会、神阙（隔盐灸）、涌泉。

4.虚寒型痛经

灸关元、中极、三阴交、足三里。

5.虚寒性腰痛

肾区放灸盒。

6.风寒湿痹

灸局部关节临近穴位。

三、其他针灸疗法

（一）耳针疗法

耳针是指使用针刺或其他方法刺激耳穴，以诊治疾病的一种方法。古代医著中就有"耳脉"、耳与脏腑经络的生理病理关系，以及借以耳穴诊治疾病的理论和方法等记载。近 30 多年来，耳穴诊治方法迅速发展，通过大量的临床实践和实验研究，已初步形成了耳穴诊治体系。

耳穴在耳郭上的分布有一定的规律，一般与头部、面部相应的耳穴多分布在耳垂和对耳屏；与上肢相应的耳穴多分布在耳舟；与躯体和下肢相应的耳穴多分布在对耳轮体部和对耳轮上、下脚；与腹腔脏器相应的耳穴多分布在耳甲艇；与胸腔脏器相应的耳穴多分布在耳甲腔；与消化道相应的耳穴多分布在耳轮脚周围；与耳鼻咽喉相应的耳穴多分布在耳屏四周。

耳针法临床常用的处方选穴原则主要有：

1.按部位处方选穴法

即根据患者患病部位，选取相应耳穴，如胃病取胃穴，目病取眼穴，肩痹取肩关节穴等。

2.辨证处方选穴法

根据脏腑、经络学说，选取相应耳穴，如骨痹、耳聋耳鸣、脱发等取肾穴，因肾主骨，开窍于耳，其华在发，故取肾穴主之；又如偏头痛，属足少阳胆经的循行部位，可取胆穴治之。

3.根据现代医学理论取穴法

如月经不调取内分泌穴，消化道溃疡取皮质下、交感穴等。

4.根据临床实践经验取穴法

如神门穴有较明显的止痛、镇静作用，耳尖穴对外感发热、血压偏高等有较好的退热、降压效果等。

上述耳针处方选穴原则，既可单独使用，亦可配合互用。选穴时要掌握耳穴的共性和特性，用穴要少而精。

耳针法的刺激方法很多，目前临床常用的有压籽法、毫针法、埋针法、温灸法、刺血法等数种，应根据病情需要选用。

耳针在临床康复治疗的疾病范围很广，不仅用于治疗许多功能性疾病，而且对一部分器质性疾病，也有一定疗效。

（二）头针疗法

头针疗法是在头部特定的穴线进行针刺防治疾病的一种方法。其理论依据主要是传统的脏腑经络理论和西医学大脑皮质的功能定位在头皮的投影，从而选取相应的头穴线来治疗疾病。标准头穴线均位于头皮部位，按颅骨的解剖名称分额区、顶区、颞区、枕区 4 个区，14 条标准线（MSI-MS14）。如顶颞前斜线（MS6，相当于大脑皮质中央前回在头皮上的投影）上 1/5 治疗对侧下肢和躯干瘫痪，中 215 治疗上肢瘫痪，下 2/5 治疗中枢性面瘫、运动性失语、流涎、发声障碍等。头针治疗还可以和其他方法配合应用。

（三）火针疗法

火针法是将特制的金属针用火烧红后，迅速刺入一定部位并快速退出以治疗疾病的一种方法。本法具有温经散寒、通经活络、祛腐生新等作用。施治时既可刺入穴位，也可刺入某些病变的局部（如鸡眼）。临床常用于治疗风寒湿痹、痈疽、瘰疬、腱鞘囊肿、乳腺炎脓肿已成及瘘管等病证。采用火针疗法时要注意防止感染等副作用。

（四）穴位埋线疗法

穴位埋线疗法是将羊肠线埋入穴位，利用羊肠线在经络穴位内的持久刺激作用而治疗疾病的一种方法。一般应结合病证选穴，通常采用穿刺针埋线法、三角针埋线法、切开埋线法、穴位结扎法等方法埋线，主要用以治疗哮喘、胃痛、腹泻、遗尿、癫痫、痿证等病证。

（五）穴位注射疗法

穴位注射疗法是选用中、西药注射液注入相应穴位，以发挥经穴和药物对疾病的综合效能而达到治病目的的一种方法。常用中药如当归、丹参、黄芪、红花、板蓝根、丁公藤等注射液，西药如维生素 B_1、维生素 B_6、维生素 B_{12} 注射液，生理盐水、注射用水等。穴位注射疗法应用范围较广，凡针灸的适应证大多可用本法治疗。

（六）穴位敷贴疗法

穴位敷贴疗法是在经络学说指导下，对人体穴位施以外用药物刺激的一种穴药相结合的治法。药物一般选择辛窜通窍、通经活络之品，如冰片、麝香、大蒜；或味厚攻伐之品如生南星、甘遂、巴豆、砒霜等；制剂包括膏药、散剂、药饼等，如用膏药敷贴肺俞等穴治疗哮喘即是。本疗法主要用于哮喘、咯血、腹痛、痹证、跌打损伤、内脏下垂等病证。

（七）皮肤针疗法

皮肤针疗法是用皮肤针叩刺皮部以治疗疾病的方法，是古代毛刺、扬刺、半刺等刺法的发展。采用皮肤针叩刺皮部，通过孙脉、络脉和经脉以调整脏腑功能，通行气血，平衡阴阳，从而达到内病外治的目的。常用梅花针（5 支短针）、七星针（7 支短针）、罗汉针（18 支短针）叩刺病变局部，用于治疗内、儿科多种疾患和皮肤科常见病证（如癣、皮炎等）。

四、针灸康复机制

经络内属脏腑，外络肢节，通达表里，贯穿上下，犹如网络，遍布全身，将人体各部分连结成一个有机的整体。它是人体气血运行的通路，具有"行血气而营阴阳，濡筋骨，利关节"（《灵枢·本藏》）的作用，以维持人体的正常生理功能。

针灸作用于经络腧穴，可以疏通经络，具有行气活血，调节脏腑的功能，以达到康复治疗疾病的目的。针灸康复治疗是在辨病、辩证的基础上，根据患者年龄、身体虚实和机体功能障碍情况，在其病变所属经脉及其相关经脉上选取腧穴，并进行相应虚实补泻刺激，以调整经络气血运行，促进脏腑、肢体功能恢复或改善。概括起来，针灸主要有以下几方面的作用及临床康复应用。

（一）行气活血，通经活络，调节经络功能

当气血不和，外邪入侵，经络闭塞，不通则痛，就会产生疼痛、麻木、肢体不遂等一系列症状。如《素问·调经论篇》指出："血气不和，百病乃变化而生。"通过经络腧穴的良性刺激，使经络运行气血的功能恢复正常，经筋、皮部和机体各部得以正常濡养，各组织器官的功能由此得到改善或恢复。如针灸对中风偏瘫、痹证等治疗的主要目的是疏通经络，达到肢体功能的康复。

（二）补虚泻实，调畅气血，调节脏腑功能

疾病的发生、发展及其转归的全过程，是正气和邪气相互斗争、盛衰消长的结果。脏腑功能与人体正气功能有直接关系，中医的脏腑包括五脏、六腑和奇恒之腑，有受纳排浊、化生气血的功能。当脏腑功能失调或衰退，则受纳有限、化生无源、排浊困难，从而正气虚弱、邪气壅盛。经络肢体气血运行不畅可以导致脏腑功能的失调，而脏腑疾病也可以反映在经络腧穴上。

针灸作用于人体相应的经络腧穴，可以调整脏腑功能、改善脏腑功能。如心绞痛、高血压、心律失常等心血管疾病常有胸闷、胸痛、心悸气短及情志不畅等表现，可通过针灸心经、心包经和肝经的腧穴进行治疗。而妇产科疾病如经前期紧张症、月经不调、痛经、闭经等，可针灸肝经、肾经及任脉、督脉、带脉的腧穴来治疗。同时，针灸治疗对脏腑功能具有双向调节作用，通过脏腑功能的调整，使机体处于良好的功能状态，有利于激发机体内的抗病因素，扶正祛邪。

（三）疏筋通络，滑利关节，恢复肢体功能

诸多疾病均可造成肢体功能的障碍，使患者丧失正常的活动。针灸可通过通经活络，舒筋活血，强筋壮骨，使经筋、皮部得以濡养，则相应功能得以改善或恢复。如痹证所致的颈肩腰部疼痛、麻木和关节活动不利等都可以采用针灸相应经络穴位进行康复治疗。中风后遗症的肢体功能障碍、肌肉萎缩、肢体无力等的康复，针灸疗法也有肯定的疗效。

（四）醒脑开窍，宁心安神，调节神志

神志功能包括人的精神、意识和思维活动，其正常与否与心、脑关系密切。针灸在调节人的神志方面有明显的优势，针灸相应的腧穴，尤其是心经、心包经的井穴和督脉的百会、水沟等穴有醒脑开窍、健脑益智和宁心安神的作用，可以使患者的神志功能恢复正常。如失眠、健忘可以通过针刺心经等相关穴位进行调治，可改善睡眠，改善和消除健忘症状。对儿童精神发育迟滞、小儿脑瘫等，针灸疗法可有效地促进神经功能的形成和发展。

第三节　推拿康复法

推拿又称为按摩，古称"按蹻""案杌"，是一种用手或身体的其他部位或借助工具在体表和经络腧穴上施行刺激来防治疾病的方法。推拿疗法属中医外治法，由于其安全性高、施术方便、效果显著、人们容易接受，在疾病的康复中被广泛应用。

《内经》中记载了推拿可以治疗痹证、痿证、口眼㖞斜和胃脘痛。如《素问·异法方宜论篇》中就记载："中央者……其民食杂而不劳，故其病多痿厥寒热，其治宜导引按跷。"《素问·举痛论篇》："寒气客于肠胃之间，膜原之下，血不得散，小络急引，故痛，按之则血气散，故按之痛止。"汉代张仲景在《金匮要略·脏腑经络先后病》中说："若人能养慎，不令邪风干忤经络，适中经络，未流传脏腑，即医治之。四肢才觉重滞，即导引、吐纳、针灸、膏摩，勿令九窍闭塞。"晋代葛洪在《肘后方》中也记载了指针疗法抢救昏迷不醒患者，捏脊疗法治疗小儿痞积，颠簸疗法治疗小儿腹痛等。清代《医宗金鉴》将摸、接、端、提、按、摩、推、拿列为伤科八法。对跌仆损伤，除用手法调治外，还设计了许多治疗器具，对推拿的适应证和治疗法则也有了比较系统和全面的阐述。

推拿疗法的临床应用一直以传统的中医学理论为指导，随着医学的发展和对推拿现代研究的深入，使我们对推拿的作用和机制有了更进一步的认识。推拿对机体的整体调整作用主要是通过下列的途径来实现的。

1.调整脏腑功能

推拿通过手法刺激相应的体表穴位、痛点（或疼痛部位），并通过经络的传导作用，对内脏功能进行调节，达到疾病康复的目的。

2.舒筋活络，行气活血

推拿手法作用于体表的经络穴位上，不仅可引起局部经络反应，起到激发和调整经气的作用，而且通过经络影响到所连属的脏腑、组织、功能活动，以调节机体的生理、病理状况，使机体恢复正常生理功能的目的。

3.提高局部组织温度

推拿手法通过直接的机械刺激和间接血管舒缩活动以及少量的组胺释放的作用，能增加操作部位皮肤温度，这种改变可相应地引起一定程度的外周血管扩张，渗透性增加，并增加外周血流速度，使组织物质交换增加，改善组织代谢及局部微循环障碍。

4.理筋整复，改变关节的微细结构

推拿可以通过手法的作用进行理筋整复，纠正解剖位置的异常，使各种组织恢复到正常的生理位置，有利于软组织痉挛的缓解和关节功能的恢复，从而达到治疗目的。

推拿疗法根据施术对象的不同分为成人推拿手法和小儿推拿手法。

一、推拿手法

（一）成人推拿手法

成人推拿手法是指主要应用于成人的一类手法，如攘法、一指禅推法、点法、压法、扳法等。推拿作用的产生主要依靠操作者的手法，而熟练的推拿手法是产生疗效的基本保证。有效的推拿手法必须具有均匀、持久、有力、柔和、深透的基本特点。①均匀：指手法的操作要有节律性，不可时快时慢；手法的作用力一般来说要保持相对稳定，不可忽轻忽重。当然，具体操作还要根据病情需要灵活调整。②持久：指手法能够持续操作足够长的时间而不变形，始终按照规定的动作要求进行操作，保持动作的连贯性。③有力：指手法必须具备一定力量、功力和技巧力。力量是基础，功力和技巧力必须通过功法训练和手法练习才能获得。应用时必须根据治疗对象、施治部位、病证虚实而灵活掌握。其基本原则是既保证治疗效果，又避免发生不良反应。④柔和：指施行手法时动作外形及用力要缓和，用力轻而不浮，重而不滞，讲究技巧性。变换动作要自然流畅，使患者感到舒适，乐于接受，防止粗暴僵硬的动作影响治疗效果。⑤深透：指手法动作的刺激感应不只在体表，而是应该透达深部，达到组织深处的筋脉、骨肉，要使推拿手法的作用深透，必须要有扎实的基本功，要通过刻苦训练达到深透效果。

1.摆动类手法

摆动类手法是指通过关节有节奏的摆动，使手法产生的力轻重交替、持续不断地作用于体表的一类手法。其特点是手法轻柔，放松效果好，具有可持续操作性，适应证广泛。主要包括一指禅推法、攘法和揉法三种。

（1）一指禅推法

用拇指端、拇指桡侧偏峰或拇指罗纹面吸定于一定的部位或穴位，沉肩、垂肘、悬腕，运用腕部摆动带动拇指指骨间关节做屈伸运动，使所产生的力轻重交替、持续作用于施治部位，称为一指禅推法，手法频率每分钟 120～160 次。本法主要适用于头痛、失眠、面瘫、近视、颈项强痛、冠心病、腰痛、胃脘痛、泄泻、便秘、月经不调等内、妇科疾病及关节酸痛等的治疗。

（2）攘法

用手背第五掌指关节或手掌尺侧缘吸定于施治部位，通过腕关节的屈伸运动和前臂的旋转运动，使小鱼际与手背在施术部位上做持续不断地攘动，称为攘法。主要适于颈椎病、肩周炎、腰椎间盘突出症、半身不遂、高血压、糖尿病、痛经、月经不调等病证，也是常用的保健推拿手法之一。

（3）揉法

用手掌大小鱼际或掌根、全掌、手指罗纹面、前臂近端或肘尖着力，吸定于体表施术部位上，做轻柔和缓的上下、左右或环旋动作，称为揉法。本法具有祛风散寒、舒筋解痉、活血化瘀、消肿止痛、宽胸理气、消积导滞等作用，主要适用于脘腹胀痛、胸闷胁痛、便秘、泄泻、头痛、眩晕及儿科病证等，亦可用于头面部及腹部保健。

2.摩擦类手法

摩擦类手法是指用手的掌面或指面及肘臂部贴附在体表，做直线或环旋移动的一类手法。根据其运动形式的不同分为摩法、擦法、推法、搓法、抹法等。

（1）摩法

用指或掌在体表做环形或直线往返摩动，称为摩法，分为指摩法和掌摩法两种。操作时肩臂部放松，肘关节屈曲 $40°\sim60°$ ，摩动的速度、压力宜均匀。本法具有行气活血、消肿止痛、温经散寒、理气和中、消积导滞、通畅气机等作用，主要用于脘腹胀满、消化不良、泄泻、便秘、咳嗽、气喘、月经不调、痛经、阳痿、遗精、外伤肿痛等病证。

（2）擦法

用指或掌贴附于体表一定部位，做较快速的直线往返运动，使之摩擦生热，称为擦法，分为指擦法、掌擦法、大鱼际擦法和小鱼际擦法。主要用于呼吸系统、消化系统及运动系统疾病，如咳嗽、气喘、胸闷、慢性支气管炎、肺气肿和慢性胃炎、消化不良、不孕、阳痿及四肢伤筋、软组织肿痛、风湿痹痛等病证。

（3）推法

用指、掌、拳或肘部着力于体表一定部位或穴位上，做单方向的直线或弧形推动，称为推法。成人推法以单方向直线推为主，又称平推法。主要用于头痛、头晕、失眠、腰腿痛、腰背部僵硬、风湿痹痛、感觉迟钝、胸闷胁胀、烦躁易怒、腹胀、便秘、食积、软组织损伤、局部肿痛等病证。

（4）搓法

用双手掌面托夹住肢体或以单手、双手掌面着力于施术部位，做交替搓动或往返搓动，称为搓法，包括夹搓法和推搓法两种。本法具有温经散寒、祛风通络、舒筋活血、调和营卫等作用，主要用于肢体酸痛、关节活动不利等病证。

（5）抹法

用拇指罗纹或掌面在体表做上下或左右及弧形曲线的抹动，称为抹法。抹法为一指禅推拿流派的辅助手法，主要分为指抹法与掌抹法两种。主要用于感冒、头痛、面瘫及肢体酸痛等病证。

3.振动类手法

用较高的频率进行节律性的轻重交替刺激，从而产生振动、颤动或抖动等运动形式，称为振动类手法。

（1）抖法

用双手或单手握住患者肢体远端，做小幅度的上下连续抖动，称为抖法，一般以抖上肢、抖下肢及抖腰法常用。本法具有活血化瘀、舒筋解痉、滑利关节的作用，主要用于肩周炎、颈椎病、髋部伤筋、腰椎间盘突出症等颈、肩、臂、腰、腿部疼痛性疾患，为辅助治疗手法。

（2）振法

用掌或指在体表施以振动的方法，称为振法，分为指振法和掌振法两种。振法能促进血液循环、松弛肌肉、调节脏腑功能、消耗皮下脂肪、增强肌肤的弹性和光泽，临床主要用于头痛、失眠、胃下垂、胃脘痛、咳嗽、气喘、痛经、月经不调等病证。

4.挤压类手法

挤压类手法是用指、掌、肘等部位吸定于体表一定部位或穴位上，做垂直于体表的按压动作或对称性挤压动作，包括按压和捏拿两类手法。

（1）按法

用指或掌按压体表，称按法。《医宗金鉴·正骨心法要旨》曰："按者，谓以手往下抑之也。"根据施术部位的不同分为指按法和掌按法两种。本法具有通经活络、舒筋解痉、镇静止痛、健脾和胃等作用，常用于头痛、腰背痛、下肢痛等各种痛症以及风寒感冒等病证。

（2）压法

用拇指罗纹面、掌面或肘关节尺骨鹰嘴突起部着力于施术部位进行持续按压，称压法，分为指压法、掌压法和肘压法。操作时要持续用力，由轻至重，结束时再由重至轻。治疗作用基本与按法相同，刺激性较强的肘压法主要用于腰肌劳损、顽固性腰腿痛等疾患。

（3）点法

用指端或屈曲的指骨间关节部着力于施术部位，持续地进行点压，称为点法。点法具有着力点小、刺激性强、操作省力等特点，包括拇指端点法、屈拇指点法和屈示指点法等。点法的操作用力要由轻到重，稳而持续，要使刺激充分达到机体的组织深部，并有"得气"的感觉，但以患者能忍受为度，适用于各种痛证。

（4）捏法

用拇指和其他手指在施术部位做对称性的挤压动作，称为捏法。因拇指与其他手指配合的多寡而有三指捏法、五指捏法等。本法具有舒筋通络、活血行气等作用，主要用于疲劳性四肢酸痛、颈椎病等病证。

（5）拿法

用拇指和其余手指相对用力，提捏或揉捏肌肤，称为拿法。即"捏而提起谓之拿"，根据拇指与其他手指配合数量的多寡，而有三指拿法、五指拿法等。本法具有祛风散寒、舒筋通络等作用，常用于颈椎病、四肢酸痛、头痛等病证。

（6）捻法

用拇、示指夹住治疗部位进行搓揉捻动，称为捻法，为推拿辅助手法。常用于指骨间关节扭伤、类风湿关节炎、屈指肌腱腱鞘炎等。

（7）拨法

用拇指垂直按压至组织深部，进行单向或往返的拨动，称为拨法，又称指拨法、拨络法等。操作时按压力与拨动力方向要互相垂直，应带动肌纤维或肌腱、韧带一起拨动。拨法刺激性较强，主要用于落枕、肩周炎、腰肌劳损、网球肘等。

5.叩击类手法

叩击类手法是指用手掌、拳背、手指或特制的器械有节奏地叩击、拍打体表的一类方法，主要手法有拍法、击法和叩法。

（1）拍法

用虚掌拍打体表，称拍法。拍法可单手操作，亦可双手同时操作，常用于肩背部、腰骶部和下肢后侧。本法具有活血化瘀、舒筋通络、解痉止痛等作用，主要用于腰背筋膜劳损和颈肩痛等。

（2）击法

用拳背、掌根、掌侧小鱼际、指尖或桑枝棒击打体表一定部位，称为击法，包括拳击法、掌击法、侧击法、指尖击法和桑枝棒击法。本法具有舒筋活络、调和气血的作用，主要用于因颈腰椎疾患引起的肢体酸痛和麻木、风湿痹痛、疲劳酸痛、肌肉萎缩等。

（3）叩法

在击法的基础上减轻击打力量，使其作用传达于皮下组织、肌肉；并加快击打频率，使之达到每分钟80～100次，称为叩法。

6.运动关节类手法

令关节做被动性活动，使其在生理活动范围内进行屈伸或旋转、内收、外展等运动，称为运动关节类手法，主要包括拔伸法、摇法和扳法。

（1）拔伸法

固定关节或肢体的一段，牵拉另一端，应用对抗的力量使关节或半关节得以伸展称为拔伸法。拔伸法又称牵引法、牵拉法、拉法和拔法，包括颈椎拔伸法、肩关节拔伸法、腕关节拔伸法、指骨间关节拔伸法、腰椎拔伸法、骶髂关节拔伸法、踝关节拔伸法。本法具有舒筋活络、解痉止痛、整复归位等作用，在骨科临床主要用于骨折和关节脱位，而推拿临床则常用于软组织损伤和关节脱位。

（2）摇法

使关节做被动的环转运动，称摇法，包括颈项部、腰部和全身四肢关节摇法。摇动时施力要协调、稳定，速度宜慢，幅度要在人体生理活动范围内进行，由小到大，逐渐增加。本法具有舒筋活血、滑利关节、解痉止痛的功能，主要适用于各种软组织损伤性疾病及运动功能障碍等。

（3）扳法

使关节做被动的扳动，称为扳法，为推拿常用手法之一，包括颈部斜扳法、颈椎旋转定位扳法、寰枢关节旋转扳法、扩胸牵伸扳法、胸椎对抗复位扳法、扳肩式胸椎扳法、仰卧压肘胸椎整复法、腰椎斜扳法、腰椎旋转复位扳法、直腰旋转扳法、腰椎后伸扳法和肩关节的前屈扳法、外展扳法、内收扳法及肘关节扳法等。操作时不可粗暴使用蛮力，不可逾越关节运动的生理范围，不可强求关节弹响，以免造成不良后果。此外，老年人伴有较严重的骨质增生、骨质疏松者慎用扳法，对于骨关节结核、骨肿瘤者禁用扳法。本法具有矫正畸形、纠正解剖位置的失常、松解粘连的作用，主要用于颈椎病、落枕、寰枢关节半脱位、肩周炎、腰椎间盘突出症、脊椎小关节紊乱、四肢关节外伤后功能障碍等。

7.注意事项

（1）体位的选择

手法操作前要选择好恰当的体位。对患者而言，宜选择感觉舒适，肌肉放松，既能维持较长时间，又有利于医师手法操作的体位。对医者来说，宜选择一个手法操作方便，并有利于手法运用、力量发挥的操作体位。

（2）手法刺激强度的把握

一般来说，青壮年肌肉发达，手法的力量可适当地加大，以增强刺激；老年人或儿童肌肉松软者，手法力量应减轻，以免造成不必要的损伤。软组织损伤的初期，局部肿胀，疼痛剧烈，手法的压力宜轻；宿痛、劳损，或感觉迟钝、麻木者，手法刺激宜强。久病体弱，用力以轻为宜；初病体实，用力应适当加大。

（3）手法操作过程中的施力原则

就一个完整的手法操作过程而言，一般应遵循"轻—重—轻"的原则，而具体在某一部位操作时，又须注意手法操作的轻重交替，以及点、线、面的结合运用。不可在某一点上持续性运用重手法刺激。

（4）手法的变换与衔接

一个完整的手法操作过程往往由数种手法组合而成，操作时需要经常变换手法的种类，手法变换要做到自然、连续而不间断，如同行云流水，一气呵成。

（二）小儿推拿手法

小儿推拿手法既有与成人推拿手法相同之处，又有其独立于成人推拿手法之外的特殊的操作方法，小儿推拿常用手法与某些成人推拿手法在名称、操作、动作要领等方面并无严格的区分，如揉法、掐法、擦法、捏脊法等，只是在手法运用时，其刺激强度、节律、速率等方面存在差异。由于小儿的生理病理特点决定了小儿推拿手法除要遵循成人推拿手法的基本要求外，还必须做到轻快柔和，平稳着实。小儿推拿手法与成人推拿手法的最大区别在于复式操作法，复式操作法是一种组合式手法操作，为小儿推拿所特有，其理论基础源于小儿特定穴。小儿穴位具有点、线、面三方面特点，这既决定了小儿推拿手法中复式操作法的产生和运用，也决定了小儿推拿和小儿穴位密不可分的关系，小儿推拿在小儿康复治疗尤其是脑瘫的康复中起重要作用。

1.小儿推拿常用手法

清代张振鋆在《厘正按摩要术》中首次将"按、摩、掐、揉、推、运、搓、摇"列为小儿推拿八法，随着小儿推拿的发展，许多成人推拿手法也变化运用到小儿推拿手法中来，成为小儿推拿常用手法。

（1）推法

用拇指或示指、中指的罗纹面着力，贴附于患儿体表的穴位或部位上，做单方向的直线或环旋移动，称为推法。根据操作方向的不同，可分为直推法、旋推法、分推法、合推法。操作时，一般需要辅以介质，如少许清水、葱姜汁或麻油等，随蘸随推。适用于小儿推拿特定穴中的线状穴位和五经穴，多用于头面部、四肢部、脊柱部。

（2）揉法

用手指的指端或罗纹面、手掌大鱼际、掌根着力，吸定于一定的治疗部位或穴位上，做轻柔和缓的环旋样揉动动作，并带动该处的皮下组织一起揉动，称为揉法。操作时，着力部分注意不能与患儿皮肤发生摩擦运动，而是在吸定后带动该处的皮下组织一起揉动。适用于全身各部位或穴位。

（3）按法

用拇指或中指的指端或罗纹面、掌根着力，吸定于一定的穴位或部位上，逐渐用力向下按压，一压一掀地持续进行，称为按法。根据着力部位不同，分为指按法和掌按法。操作时，按压的方向要垂直于受力平面向下用力，力量要由轻到重，逐渐增加，一压一掀。适用于全身各部的经络和穴位。

（4）摩法

用示指、中指、环指、小指的指面或掌面着力，附着在患儿体表一定的部位或穴位上，做环形而有节律的抚摩动作，称为摩法，根据施术部位的不同，分为指摩法和掌摩法。操作时，肩、肘、腕关节放松，前臂主动运动，通过腕关节形成摩动，动作要和缓协调，用力轻柔。主要适用于胸腹部。

（5）掐法

用拇指爪甲切掐患儿的穴位或部位，称为掐法，又称切法、爪法、指针法。操作时，医者手握空拳，拇指伸直，指腹紧贴在示指中节桡侧缘，以拇指指甲着力，吸定在患儿需要治疗的穴位或部位上，垂直用力进行切掐。掐法强刺激较强，不宜长时间反复应用。适用于头面部和手足部的穴位。

2.小儿推拿复式操作法

复式操作法是小儿推拿疗法中的特定操作方法，它是用一种或几种手法在一个或几个穴位上按一定程序进行特殊的推拿操作方法，下面介绍几种常用复式操作法。

（1）双凤展翅

医者先用两手示指、中指夹患儿两耳，并向上提数次后，再用一手或两手拇指端按、掐眉心、太阳、听会、水沟、承浆、颊车诸穴，每穴按、掐各 3～5 次，提 3～5 次。本法具有祛风寒、温肺经、止咳化痰作用，用于外感风寒、咳嗽多痰等上呼吸道疾患。

（2）揉耳摇头

用双手拇指、示指罗纹面着力，分别相对捻揉患儿两耳垂后，再用双手捧患儿头部，将患儿头颈左右轻摇。揉耳垂 20～30 次，摇头 10～20 次。本法具有开窍镇惊、调和气血作用，用于治疗惊风。

（3）按弦走搓摩

患儿坐位或家长将患儿抱坐怀中，将患儿两手交叉搭在对侧肩上，医者面对患儿而坐其身前。用两手掌面着力，轻贴在患儿两侧胁肋部，呈对称性地搓摩，并自上而下搓摩至肚角处 50～300 次。本法具有理气化痰、健脾消食作用，用于治疗痰积、咳嗽气喘、胸胁不畅、腹痛、腹胀、饮食积滞、肝脾大等病证。

（4）揉脐及龟尾并推七节骨

首先，患儿仰卧位，医者用一手中指或示指、中指、环指三指罗纹面着力揉脐；其次，使患儿俯卧位，医者再用中指或拇指罗纹面揉龟尾穴。最后，再用拇指罗纹面自龟尾穴向上推至命门穴为补，或自命门穴向下推至龟尾穴为泻，操作 50～300 次。本法具有通调任督、调理肠腑、止泻导滞作用，用于治疗泄泻、痢疾、便秘等病证。

（5）双龙摆尾

患儿仰卧位或坐位，医者用一手托扶患儿肘部，另一手拿住患儿示指和小指，向下扯摇，并左右摇动，似双龙摆尾之状，扯摇 5～10 次。本法可开通闭塞，用于治疗气滞、大小便闭结等病证。

3.小儿捏脊法

小儿捏脊法由捏法、捻法、提法、推法等多种手法动作复合而成，常施于脊柱及其两侧。捏脊法为儿科常用手法，对治疗"积滞"一类病证有奇效，故又称捏积法。小儿捏脊法分为拇指前位捏脊法和拇指后位捏脊法。

（1）操作

①拇指前位捏脊法：双手半握空拳状，腕关节略背伸，以示指、中指、环指和小指的背侧置于脊柱两侧，拇指伸直前按，并对准示指中节处。用拇指的罗纹面和示指中节的桡侧缘将皮肤捏起，并进行提捻，两手拇指要交替前按，前臂主动用力，推动示指桡侧缘前行。

②拇指后位捏脊法：两手拇指伸直，两指端分置于脊柱两侧，指面向前；两手示、中指前按，腕关节微屈。以两手拇指与示指、中指罗纹面将皮肤捏起，并轻轻提捻，然后向前推行移动，在向前移动的捏脊过程中，两手拇指要前推，而示指、中指则须交替前按，两者相互配合，从而交替捏提捻动前行。

捏脊法每次操作一般均从龟尾穴开始，沿脊柱两侧向上终止于大椎穴为一遍，可连续操作3～5遍，一般以局部皮肤潮红或深红为度。为增加刺激量，常采用三步一提法，即每捏捻3次，便用力向上提拉1次。

（2）动作要领

①拇指前位捏脊法要以拇指罗纹面同示指桡侧缘捏住皮肤，腕部一定要背伸，以利于前臂施力推动前行。

②拇指后位捏脊法要以拇指和示指、中指的罗纹面捏住皮肤，腕部宜微悬，以利于拇指的推动前移。

③捏提肌肤多少和用力要适度。捏提肌肤过多，则动作呆滞不易向前推动，过少则宜滑脱；用力过大宜疼痛，过小则刺激量不足。

④需较大刺激量时，宜用拇指前位捏脊法；需较小或一般刺激量时，宜用拇指后位捏

脊法。

⑤捏脊法包含了捏、捻、提、推等复合动作，动作宜灵活协调。若掌握得法，操作娴熟，在提拉皮肤时，常发出较清晰"嗒、嗒"声。

（3）适用部位

脊柱及其两侧。

（4）作用

疏通经络、调整阴阳、促进气血运行、改善脏腑功能以及增强机体抗病能力，在健脾和胃方面的功效尤为突出。

（5）临床应用

小儿捏脊法主要应用于小儿积滞、疳证以及腹泻、便秘、夜啼、佝偻病等病证。

（6）注意事项

①本疗法一般在空腹时进行，饭后不宜立即捏拿，须休息 2 小时后再进行。

②施术时室内温度要适中，手法宜轻柔。

③体质较差的小儿每日次数不宜过多，每次时间也不宜太长，以 3~5 分钟为宜。

④在应用此法时，可配合刺四缝、开四关、药物、针刺、敷脐等疗法，以提高疗效。

4.小儿推拿应用原则

（1）小儿推拿手法操作的时间，一般来说以推法、揉法次数为多，而摩法时间较长，掐法则重、快、少，在掐后常继用揉法，而按法和揉法也常配合应用。

（2）在临床应用上，小儿推拿手法经常是与具体穴位结合在一起的，如补肺经（旋推肺经穴）、清肺经（直推肺经穴）、掐水沟（用掐法于水沟穴）、揉中脘（用揉法于中脘穴）等。

（3）掐、拿、捏等较强刺激的手法，一般应放在最后操作，以免刺激过强，使小儿哭闹，影响后面的操作治疗。

（4）在手法操作时，常用一些介质，如姜汁、葱姜水、滑石粉、蛋清等。用介质不仅有润滑作用，防止擦破皮肤，还有助于提高疗效。

二、推拿疗法在中医康复中的应用

推拿对疾病和机体功能的康复作用，主要通过调节脏腑功能，促进气血流畅，舒筋活络，从而起到消肿止痛，促进创伤修复，改善皮肤营养，滑利关节，松解粘连，防止肌肉萎缩等功效。推拿适用于各科疾病所致身心功能障碍的康复，特别是对运动功能障碍的康复具有重要作用。

（一）神经系统功能障碍

神经系统功能障碍多见于小儿脑瘫、偏瘫、截瘫、痴呆、失眠、健忘等病证，推拿具有通经活络、活血化瘀、醒脑开窍、宁心安神、镇静止痛的作用。如中风后遗症（肢体功能障碍为主），以舒筋通络、行气活血为治则，多采用推、抹、扫散、按、揉、擦、捏、搓、拿、拍等手法，取印堂、太阳、百会、风池、风府、肩井、肩髃、曲池、合谷、心俞、肝俞、膈俞、肾俞、环跳、委中、承山、太溪等穴。

（二）消化系统功能障碍

消化系统功能障碍多见于胃痛、消化不良、胁痛、腹泻、便秘、慢性肝胆病变等病证，推拿具有健运脾胃、调和中焦、疏肝理气、通调腑气的作用。如便秘，以调理三焦、通调腑气为治则，多采用一指禅推、按、揉、捏、拿、摩等手法，取中脘、天枢、关元、支沟、胃俞、大肠俞、八醪、上巨虚、承山等穴。

（三）呼吸系统功能障碍

呼吸系统功能障碍多见于急慢性支气管炎、支气管哮喘等病证，推拿具有调理肺气、宽胸理气、止咳平喘、调理呼吸的作用。如咳喘，以调理肺气、止咳平喘为治则，多采用平推、拿、按、揉、捏等手法，取风池、大椎、风门、肺俞、脾俞、曲池、合谷、中府、鱼际、膻中、大椎、丰隆等穴。

（四）心血管系统功能障碍

心血管系统功能障碍多见于心悸、心痛、高血压、低血压、脉管炎、心律不齐等病证，推拿具有活血化瘀、培补心阳、通脉止痛、调整血压的作用。如冠心病，以温通心阳、活血化瘀、通脉止痛为治则，多采用抹、摩、揉、按、捏、轻拍等手法，取膻中、鸠尾、心俞、至阳、内关、神门、足三里、三阴交、涌泉等穴。

（五）精神系统功能障碍

精神系统功能障碍多见于中风后抑郁、抑郁症等，推拿具有疏调情志、镇静安神、疏肝解郁的作用。如抑郁症，以疏肝解郁、调畅情志为治则，多采用一指禅推、推、摩、揉按、扫散等手法，取百会、风池、神庭、太阳、心俞、肝俞、期门、膻中、内关、神门、丰隆、三阴交、太冲、太溪等穴。

（六）泌尿系统功能障碍

泌尿系统功能障碍多见于遗尿、癃闭、小便淋漓不尽等，推拿具有补益肾气、疏通三焦气机、通利小便的作用。如小便不利，以补益肾气、通利小便为治则，多在下腹部和腰骶部采用揉、按、摩、振、攘和擦等手法，取气海、关元、中极、命门、三焦俞、肾俞、次髎、阴陵泉、水泉、涌泉等穴。

（七）运动系统功能障碍

运动系统功能障碍多见于因骨折、肌肉肌腱等软组织损伤、骨骼病变等所致的运动功能障碍，如颈椎病、腰椎病、肩周炎、类风湿关节炎、痛风、骨关节病、扭伤、网球肘、痉挛性斜颈等。

推拿具有舒筋活络、行气活血、化瘀止痛、通利关节、理筋整复的作用。

颈椎病以舒筋活络、活血化瘀、理筋整复为治则。推拿手法以牵拉、拨伸为主，按压、揉、拿捏为辅，取风池、风府、肩髃、肩井、肩中俞、曲垣、天宗、曲池、手三里、小海、外关、后溪等穴。

肩关节病以活血化瘀、消肿止痛为治则。采用推、揉、攘、按、弹拨、摇和抖法，取肩髃、肩贞、肩井、肩前、肩髎、肩中俞、天宗和曲池等穴。

腰椎病以舒筋活络、活血化瘀、整骨复位、通络止痛为治则。手法以推、揉、攘、拿、擦、按、拉伸和扳等为主，取命门、腰阳关、肾俞、大肠俞、腰眼、居髎、环跳、承扶、殷门、委中、承山、昆仑等穴。

第五章　呼吸系统疾病的康复

呼吸系统疾病是临床最常见的疾病之一，尤其是慢性阻塞性肺疾病、肺心病、支气管哮喘及肺纤维化等疾病，由于长期患病、反复发作和进行性加重，不仅给患者的呼吸功能、心理功能、日常生活活动、学习和工作带来严重影响，而且给家庭、单位和社会带来沉重的负担。所以，本章主要介绍慢性阻塞性肺疾病及呼吸衰竭等严重影响患者功能疾病的康复。

第一节　慢性阻塞性肺疾病

慢性阻塞性肺疾病（COPD）是指一组呼吸道病症，包括具有气流阻塞特征的慢性支气管炎及合并的肺气肿。气流受限不完全可逆，呈进行性发展。传统的 COPD 包括慢性支气管炎、阻塞性肺气肿和部分气道阻塞不可逆的支气管哮喘，是三种慢性呼吸系统疾病的综合与重叠。

气道狭窄、阻塞，肺泡膨胀、失去弹性，肺血管增生、纤维化及肺动脉高压是 COPD 的主要病理改变。吸烟和吸入有害气体及颗粒引起肺部炎症反应，导致了 COPD 典型的病理过程。除炎症外，蛋白酶/抗蛋白酶失衡和氧化应激在 COPD 的发病中也起重要作用。COPD 特征性的病理学改变存在于中央气道、外周气道、肺实质和肺的血管系统，COPD 的生理学异常表现为黏液过度分泌和纤毛功能障碍、气流受限和过度充气、气体交换障碍、肺动脉高压以及系统性效应。呼气气流受限，是 COPD 病理生理改变的标志，是疾病诊断的关键，主要是由气道固定性阻塞及随之发生的气道阻力增加所致。COPD 晚期出现的肺动脉高压是 COPD 中严重的心血管并发症，并进而产生慢性肺源性心脏病及右心衰竭，提示预后不良。

由于 COPD 患病人数众多，病死率高，社会经济负担重，已成为一个重要的公共卫生问题。在全球范围内，COPD 居当前死亡原因的第 4 位。根据世界银行/世界卫生组织发表的研究，2020 年 COPD 已上升为世界经济负担第 5 位的疾病。在我国，COPD 同样是严重危害人民健康的重要慢性呼吸系统疾病，近年来对我国北部及中部地区农村 102230 名成年人群调查，COPD 约占 15 岁以上人口的 3.17%，据此估计全国有 2500 万人患有此病，45 岁以后随年龄增加而增加。每年由 COPD 造成的死亡可达 100 万人，其中致残人数达 500 万～1000 万。

一、临床表现

（一）症状和体征

1.病史

COPD 患病过程多有以下几个特征。

（1）吸烟史

多有长期较大量吸烟史。

（2）职业性或环境有害物质接触史

如较长期粉尘、烟雾、有害颗粒或有害气体接触史。

（3）家族史

COPD 有家族聚集倾向。

（4）发病年龄及好发季节

多于中年以后发病，症状好发于秋冬寒冷季节，常有反复呼吸道感染及急性加重史，随病情进展，急性加重愈渐频繁。

（5）慢性肺源性心脏病史

COPD 后期出现低氧血症和（或）高碳酸血症，可并发慢性肺源性心脏病和右心衰竭。

2.临床表现

（1）慢性咳嗽

通常为首发症状。初起咳嗽呈间歇性，早晨较重，以后早晚或整日均有咳嗽，但夜间咳嗽并不显著。少数病例咳嗽不伴咳痰，也有少数病例虽有明显气流受限但无咳嗽症状。

（2）咳痰

咳嗽后通常咳少量黏液性痰，部分患者在清晨较多；合并感染时痰量增多，常有脓性痰。

（3）呼吸困难

这是 COPD 的标志性症状。主要表现为气短或气促，是使患者焦虑不安的主要原因，早期仅于劳力时出现，随后逐渐加重，以致日常活动甚至休息时也感气短。

（4）喘息和胸闷

不是 COPD 的特异性症状。部分患者特别是重度患者有喘息；胸部紧闷感通常于劳力后发生，与呼吸费力、肋间肌等容性收缩有关。

（5）其他症状

晚期患者常有体重下降、食欲减退、精神抑郁和（或）焦虑等，合并感染时可咳血痰或咯血。

3.体征

COPD 早期体征可不明显。随疾病进展，常有以下几种体征。

（1）视诊及触诊

胸廓形态异常，包括胸部过度膨胀、前后径增大、剑突下胸骨下角（腹上角）增宽及腹部膨凸等；常见呼吸变浅、频率增快，辅助呼吸肌如斜角肌及胸锁乳突肌参加呼吸运动，重症可见胸腹矛盾运动；患者不时采用缩唇呼吸以增加呼出气量；呼吸困难加重时常采取前倾坐位；低氧血症者可出现黏膜及皮肤发绀，伴右心衰者可见下肢水肿、肝脏大。

（2）叩诊

由于肺过度充气使心浊音界缩小，肺肝界降低，肺叩诊可呈过度清音。

（3）听诊

两肺呼吸音可减低，呼气延长，平静呼吸时可闻及干性啰音，两肺底或其他肺野可闻湿性啰音；心音遥远，剑突部心音较清晰响亮。

（二）实验室检查

1.肺功能检查

肺功能检查对诊断 COPD、评价其严重程度、了解疾病进展、评估预后及治疗反应等具有重要意义。检查指标包括静态肺功能、动态肺功能、弥散功能等检测。具体指标及意义详见康复评定。

2.血气检查

合并呼吸衰竭或右心衰的 COPD 患者应做血气检查。早期血气异常可表现为低氧血症，随着病情逐渐加重，还可出现呼吸衰竭，并出现高碳酸血症。

3.其他实验室检查

并发感染时血常规可见白细胞增加，中性粒细胞占比增加，痰涂片可查见大量中性粒细胞，痰涂片及培养可检出相应的病原菌。长期低氧血症患者，血红蛋白及红细胞可增高。

（三）影像学检查

COPD 患者胸部 X 线检查早期可无明显变化，后期可出现肺纹理增多、紊乱等非特征性改变；出现肺过度充气征，呈现肺野透亮度增高，肋骨走向变平，横膈位置低平，心脏悬垂狭长，肺门血管纹理呈残根状，肺野外周血管纹理纤细稀少等，有时可见肺大疱形成。对 COPD 患者 CT 检查一般不作为常规检查。

二、康复评定

（一）生理功能评定

一般评定包括职业史、个人生活史、吸烟史、营养状况、生活习惯、活动及工作能力、家族史、既往的用药治疗情况、现病史、症状、体征、实验室检查（如血常规、生化检查、动脉血气分析、痰培养、药物敏感试验、胸部 X 线检查及 CT 检查）等。

1.呼吸功能评定

（1）肺功能检查

肺功能检查是判断气流受限增高且重复性好的客观指标，对 COPD 的诊断、严重度评价、疾病进展、预后及治疗反应等均有重要意义。通常采用动态肺容量进行评定。动态肺容量是以用力呼出肺活量为基础，来测定单位时间的呼气流速，能较好地反映气道阻力。

气流受限是用时间肺活量 1 秒率降低进行判定的。即以第 1 秒用力呼气量（FEV_1）与用力肺活量（FVC）之比（FEV_1/FVC）降低来确定的，FEV_1/FVC 是 COPD 的一项敏感指标，可检出轻度气流受限。FEV，占预计值的百分比是中重度气流受限的良好指标，它变异性小，易于操作，应作为 COPD 肺功能检查的基本项目。吸入支气管舒张剂后 $FEV_1<80\%$ 预计值且 $FEV_1/FVC<7\%$ 者，可确定为不完全可逆的气流受限。呼气峰流速（PEF）及最大呼气流量/容积曲线（MEFV）也可作为气流受限的参考指标，但 COPD 时 PEF 与 FEV_1 的相关性不够强，PEF 有可能低估气流阻塞的程度。气流受限可能导致肺过度充气，使肺总量（TLC）、功能残气量（FRC）和残气容积（RV）增高，同时使肺活量（Vc）减低。TLC 增加不及 RV 增加的程度大，故 RV/TLC 增高。肺泡隔破坏及肺毛细血管床丧失可使肺弥散功能受损，一氧化碳弥散量（DLCO）降低，DLCO 与肺泡通气量（VA）之比（DLCO/VA）比单纯 DLCO 更敏感。

支气管舒张试验作为辅助检查有一定价值。该检查有利于鉴别 COPD 与支气管哮喘，可预测患者对支气管舒张剂和吸入皮质激素的治疗反应，获知患者能达到的最佳肺功能状态与预后有更好的相关性。肺功能检查的特征性表现为进行性的用力呼气量减少，另外还有残气量的增加。

肺功能检查应在患者处于坐位或站立位时进行，为了使结果重复性好，要求患者应最大限度地给予配合。

（2）呼吸困难评定

呼吸困难是 COPD 患者呼吸功能障碍最主要的表现，也是影响患者工作、生活质量的最重要因素。因此，对呼吸困难程度评定是评价患者呼吸功能的基本方法。康复医学中的呼吸功能测定方法包括主观呼吸功能障碍感受分级和客观检查，从简单的呼吸量测定至比较高级的呼吸生理试验均有。这里主要介绍南京医科大学根据 Borg's 量表计分法改进的呼吸困难评分法，该方法根据患者完成一般性活动后，主观劳累程度，即呼吸时气短、气急症状的程度进行评定，共分 5 级。

Ⅰ级：无气短、气急。

Ⅱ级：稍感气短、气急。

Ⅲ级：轻度气短、气急。

Ⅳ级：明显气短、气急。

Ⅴ级：气短、气急严重，不能耐受。

（3）呼吸功能恶化程度评定

0，不变；1，加重；3，中等加重；5，明显加重。

（4）夜间呼吸评定

COPD 患者常引起低通气，睡眠时呼吸更困难。可采用睡眠研究的方法对其睡眠深度、气流、胸壁运动频率和深度等进行评定。睡眠研究方法可判断病变性质及严重程度，还可鉴别阻塞性或中枢性抑制性病变。

（5）支气管分泌物清除能力的评定

坐位或卧位，要求患者咳嗽或辅助（腹部加压等）。咳嗽，测定其最大呼气压，如≥0.88kPa（90mmH$_2$O）表示具有咳嗽排痰能力。

2.运动功能评定

通过运动试验，可评估 COPD 患者的心肺功能和运动能力，掌握患者运动能力的大小，了解其在运动时是否需要氧疗，为 COPD 患者制订安全、适量、个体化的运动治疗方案。试验中逐渐增加运动强度，直至患者的耐受极限，为确保安全，试验过程中应严密监测患者的生命体征。

（1）活动平板或功率自行车运动试验

通过活动平板或功率自行车运动试验，进行运动试验获得最大吸氧量、最大心律、最大 METs 值、运动时间等相关量化指标评定患者运动能力。也可通过活动平板或功率自行车运动试验、患者主观劳累程度分级等半定量指标来评定患者运动能力。

（2）6 分钟行走距离测定

对不能进行活动平板运动试验的患者，可以进行 6 分钟行走距离（中途可休息）测定，即让患者以尽可能快的速度步行 6 分钟，然后记录其在规定时间内所能行走的最长距离。同时可监测心电图、血氧饱和度，以判断患者的运动能力及运动中发生低氧血症的可能性。

①评定方法：在平坦的地面划出一段长达 30.5m（100ft）的直线距离，两端各置一椅作为标志。患者在其间往返走动，步速缓急由患者根据自己的体能决定。在旁监测的人员每 2 分钟报时一次，并记录患者可能发生的气促、胸痛等不适。如患者体力难支可暂时休息或中止试验。6 分钟后试验结束，监护人员统计患者步行距离进行结果评估。

②分级方法：美国较早进行这项试验的专家将患者步行的距离划为 4 个等级，级别越低心肺功能越差，达到 3 级与 4 级者，心肺功能接近或已达到正常。

1 级：患者步行的距离少于 300m。

2 级：患者步行的距离为 300～375m。

3 级：患者步行的距离为 375～450m。

4 级：患者步行的距离超过 450m。

美国心血管健康研究显示，68 岁以上的老年人 6 分钟步行距离为 344m±88m。

（3）呼吸肌力测定

呼吸肌是肺通气功能的动力泵，主要由膈肌、肋间肌和腹肌组成。呼吸肌力测定是呼吸肌功能评定 3 项指标中最重要的一项，包括最大吸气压（MIP 或 PIMAX），最大呼气压（MEP 或 PEMAX）以及跨膈压的测量。它反映吸气和呼气期间可产生的最大能力，代表全部吸气肌和呼气肌的最大功能，也可作为咳嗽和排痰能力的一个指标。

（二）日常生活活动能力评定

根据自我照顾、日常活动、家庭劳动及购物等活动，将呼吸功能障碍患者的日常生活活动能力分为 6 级。

0 级：虽存在不同程度的肺气肿，但是活动如常人，对日常生活无影响、无气短。

1 级：一般劳动时出现气短。

2 级：平地步行无气短，速度较快或上楼、上坡时，同行的同龄健康人不觉气短而自己感觉气短。

3 级：慢走不到百步即有气短。

4 级：讲话或穿衣等轻微活动时也有气短。

5 级：安静时出现气短，无法平卧。

三、功能障碍

患者主观上希望通过限制活动来减轻症状，造成患者体力和适应能力的进一步下降，日常生活不能自理。活动减少使疾病加重，疾病加重又使活动进一步受限，导致恶性循环。使低氧血症、红细胞增多症、肺源性心脏病和充血性心力衰竭等并发症相继发生。因此，认识 COPD 对呼吸功能的影响十分重要。

（一）生理功能障碍

1.呼吸功能障碍

主要表现为呼吸困难（气短、气促，或以呼气困难为特征的异常呼吸模式），和（或）病理性呼吸模式形成，和（或）呼吸肌无力，和（或）能耗增加。最严重的呼吸功能障碍是呼吸衰竭。

呼吸困难主要是由于肺通气量与换气量下降、有效呼吸减少所致。COPD 患者气道狭窄、肺泡弹性及肺循环障碍，使患者在呼吸过程中的有效通气量与换气量降低；长期慢性炎症，呼吸道分泌物的引流不畅，呼气末残留在肺部的气体增加，影响了气体的吸入和肺部充分的气体交换；不少慢性支气管炎患者年龄偏大，有不同程度的驼背，支撑胸廓的肌肉、韧带松弛导致胸廓塌陷，加之肋软骨有不同程度的钙化，都会限制胸廓的活动，影响肺通气和有效呼吸；临床上患者表现为劳力性气短、气促、呼吸困难或出现缺氧症状等，典型者表现为以呼气困难为特征的异常呼吸模式，给患者带来极大的痛苦。

①病理性呼吸模式：由于肺气肿的病理变化，限制了膈肌的活动范围，影响了患者平静呼吸过程中膈肌的上下移动，减少了肺通气量。患者为了弥补呼吸量的不足，往往在安静状态以胸式呼吸为主，甚至动用辅助呼吸肌，即形成了病理性呼吸模式。这种病理性呼吸模式不仅造成正常的腹式呼吸模式无法建立，而且使气道更加狭窄，肺泡通气量进一步下降、解剖无效腔和呼吸耗能增加、肺通气与换气功能障碍加重以及患者的有效呼吸降低，

进而加重缺氧和二氧化碳潴留进一步增加，最终导致呼吸衰竭。

②呼吸肌无力：肺通气量下降、有效呼吸减少、呼吸困难及病理性呼吸模式的产生导致活动量减少、运动能力降低，进而影响膈肌、肋间肌、腹肌等呼吸肌的运动功能，使呼吸肌的运动功能减退，产生呼吸肌无力。

③能耗增加：由于患者病理性呼吸模式和呼吸肌无力，使许多本不该参与呼吸的肌群参与活动，气喘、气短、气促、咳嗽常使患者精神和颈背部乃至全身肌群紧张，增加体能消耗，呼吸本身所需耗氧量占机体总耗氧量从正常的 20% 增加到近 50%，有效通气量减少的同时伴随体内耗氧量增加，也进一步造成患者的缺氧状态。

2.循环功能障碍

主要表现在肺循环功能障碍和全身循环功能障碍。肺循环功能障碍以肺泡换气功能障碍或换气功能障碍加右心衰为特征性表现；全身循环功能障碍表现为末梢循环差、肢冷、发绀和杵状指等。

3.运动功能障碍

主要表现为肌力、肌耐力减退，肢体运动功能下降、运动减少，而运动减少又使心肺功能适应性下降，进一步加重运动障碍，形成恶性循环。同时，COPD 患者常常继发骨质疏松和骨关节退行性改变，也是引起运动障碍的原因之一。

（二）心理功能障碍

沮丧和焦虑是 COPD 患者最常见的心理障碍，沮丧常出现在中度到重度的 COPD 患者中。挫败感在健康不良和无能力去参加活动的患者中表现为异常的激惹性，使患者变得更悲观并且改变对他人的态度。绝望和自卑常出现在 COPD 的后期，并且呈进行性增加。但最棘手的 COPD 患者是成年人，多伴随个性障碍，或有酒精或药物滥用史，使其心理问题更加复杂和顽固。

不少 COPD 患者因呼吸困难等症状的困扰，对疾病产生恐惧、焦虑、抑郁，精神负担加重。患者因心理因素惧怕出现劳力性气短，不愿意参与体能活动。由于长期处于供氧不足状态，精神紧张、烦躁不安，咯血、胸闷、气短、气促等症状，严重干扰患者的休息、睡眠，反过来又增加了患者体能消耗，形成一种恶性循环，给患者带来极大的心理压力和精神负担。甚至由于长期患病，反复入院，导致抑郁、绝望等不良心理。

（三）日常生活活动能力受限

由于呼吸困难和体能下降，使多数患者日常生活的活动受到不同程度的限制。表现为 ADL 活动能力减退。同时，患者因心理因素惧怕出现劳力性气短，限制了患者的活动能力，迫使一些患者长期卧床，丧失了日常生活能力。此外，患者在呼吸急促、气短时，会动用辅助呼吸肌参与呼吸，而一些辅助呼吸肌是上肢肩带肌的一部分，参与上肢的功能活动，患者活动上肢时就影响了辅助呼吸肌协助呼吸运动，易引起患者气短、气急，造成患者害怕进行上肢活动，使日常活动受到明显限制。

（四）社会参与能力受限

COPD 患者的社会参与能力常常表现为不同程度的受限。如社会交往、社区活动及休闲活动的参与常常受到部分或全部限制，大多数 COPD 患者职业能力受到不同程度限制，许多患者甚至完全不能参加工作。

四、康复治疗

COPD 的整体治疗不能仅限于急性发作期的成功抢救和对症治疗，而应通过循序渐进的康复治疗来减轻病痛和改善功能。康复治疗原则包括个体化原则（以 COPD 的不同阶段、不同并发症和全身情况为依据）、整体化原则（不仅针对呼吸功能，而且要结合心脏功能、全身体能、心理功能和环境因素）、严密观察原则（注意运动强度、运动时及运动后反应，严防呼吸性酸中毒和呼吸衰竭）和循序渐进、持之以恒的原则，方可有效且安全。制订康复方案最重要的原则是必须根据患者的具体情况和个体化原则，应充分考虑患者肺疾病类型、严重程度、其他伴随疾病、社会背景、家庭情况、职业情况和教育水平等因素，同时要注意患者是否有参加康复的积极要求、必要的经济条件以及家庭其他成员是否支持。因为患者是康复治疗的中心和关键，决定康复方案成败的是患者对疾病的了解、态度和个人需要达到的目标，康复过程自始至终都需要患者积极参与。COPD 患者康复治疗最重要的目标首先是改善患者的呼吸功能，尽可能建立生理性呼吸模式，恢复有效的呼吸；清除气道内分泌物，减少引起支气管炎症或刺激的因素，保持呼吸道通畅、卫生；进行积极的呼吸训练和运动训练，充分发掘呼吸功能的潜力，提高 COPD 患者运动和活动耐力。其次是消除呼吸困难对心理功能的影响；通过各种措施，预防和治疗并发症；提高免疫力、预防感冒、减少复发。最后是尽可能恢复 COPD 患者的日常生活活动及自理能力；改善其社会交往和社会活动的参与能力；促进回归社会，提高生活质量。康复治疗方法主要包括物理治疗、作业治疗、心理治疗、营养支持及健康教育等。适应证是病情稳定的 COPD 患者。禁忌证是合并严重肺动脉高压；不稳定型心绞痛及近期发生心肌梗死；充血性心力衰竭；明显肝功能异常；癌症转移；脊柱及胸背部创伤者等。

（一）物理治疗

物理治疗具有减轻患者临床症状、提高呼吸功能、改善机体运动能力及减轻心肺负担的作用。主要技术包括物理因子治疗、气道廓清技术、排痰技术、呼吸训练及运动训练技术。

1.物理因子治疗

具有改善循环、消除炎症和化痰的作用，一般在 COPD 发作期合并感染时使用。

（1）超短波疗法

超短波治疗仪输出功率一般在 200～300W，两个中号电极，并置于两侧肺部，无热量，12～15 分钟，每日 1 次，15 次为 1 个疗程。痰液黏稠不易咳出时，不宜使用此疗法。

（2）短波疗法

两个电容电极，胸背部对置，脉冲 2∶2，无热量至微热量，10～15 分钟，每日 1 次，5～10 次为 1 个疗程。

（3）分米波疗法

患者坐位或仰卧位，凹槽形辐射器，横置于前胸，上界齐喉结，离体表 5～10cm，80～120W，10～15 分钟，每日 1 次，5～10 次为 1 个疗程。

（4）紫外线疗法

右前胸（前正中线右侧），自颈下界至右侧肋缘之间。左前胸，方法同右侧，注意正中线紧密相接。右背，后正中线右侧，自颈下界与右侧第十二胸椎水平线。左背，同右背。胸 3～4 红斑量，背 4～5 红斑量，10～15 分钟，每日 1 次，5～10 次为 1 个疗程。

（5）直流电离子导入疗法

电极面积按感染面积决定，一般用 200～300cm^2，患处对置，局部加抗菌药物（青霉素由阴极导入，链霉素、庆大霉素、红霉素由阳极导入。抗菌药物在导入之前一定要做皮试，阴性才能做药物导入）。

（6）超声雾化吸入

超声雾化吸入器，1MHz 左右的高频超声震荡，超声雾化药物可以使用抗菌药物和化痰剂。抗菌药物如青霉素、链霉素、庆大霉素、红霉素等，每次剂量按肌内注射量的 1/4～1/8（抗菌药物在雾化之前一定要做皮试，阴性才能做药物雾化吸入）。化痰剂可用 3%盐水或 4%碳酸氢钠溶液加溴己新每次 4～8mg，每次吸入 10～15 分钟，每日 1～2 次，7～10 次为 1 个疗程。

2.气道廓清技术

具有训练有效咳嗽反射、促进分泌物排出、减少反复感染、缓解呼吸困难和支气管痉挛及维持呼吸道通畅的作用。咳嗽是一种防御性反射，当呼吸道黏膜上的感受器受到微生物性、物理性、化学性刺激时，可引起咳嗽反射。COPD 患者咳嗽机制受到损害，最大呼气流速下降，纤毛活动受损，痰液本身比较黏稠，因此更应该教会患者正确的咳嗽方法。且无效的咳嗽只会增加患者痛苦和消耗体力，加重呼吸困难和支气管痉挛，并不能真正地维持呼吸道通畅。

（1）标准程序

评估患者自主和反射性咳嗽的能力。将患者安置于舒适和放松的体位，然后深吸气和咳嗽。坐位身体向前倾是最佳的咳嗽体位。患者轻微地弯曲颈部更容易咳嗽；教会患者控制性的膈式呼吸，建立深吸气；示范急剧的、深的、连续两声咳嗽；示范运用适当的肌肉产生咳嗽（腹肌收缩）。使患者将手放在腹部然后连续呵气 3 次，感觉腹肌收缩。使患者练习发"K"的音，绷紧声带，关闭声门，并且收紧腹肌；当患者联合做这些动作的时候，指导患者深吸气，然后放松，发出急剧的两声咳嗽；假如吸气和腹部肌肉很弱的话，如果有需要可以使用腹带或者舌咽反射训练。据研究，此时排出的气流速度可达 112km/h，如此高速的气流，有利于将气管内的分泌物带出体外。在直立坐位时，咳嗽产生的气流速度最高，因而最有效。

（2）辅助咳嗽技术

主要适用于腹部肌肉无力，不能引起有效咳嗽的患者。操作程序：让患者仰卧于硬板床上或仰靠于有靠背的轮椅上，面对治疗师，治疗师的手置于患者的肋骨下角处，嘱患者应深吸气，并尽量屏住呼吸，当其准备咳嗽时，治疗师的手向上向里用力推，帮助患者快速吸气，引起咳嗽。如痰液过多可配合吸痰器吸引。

（3）哈咳技术

深吸气，快速度强力收缩腹肌并使劲将气呼出，呼气时配合发出"哈""哈"的声音。此技术可以减轻疲劳，减少诱发支气管痉挛，提高咳嗽、咳痰的有效性。

3.排痰技术

排痰技术也称气道分泌物去除技术，具有促进呼吸道分泌物排出、维持呼吸道通畅、减少反复感染的作用，方法如下：

（1）体位引流

所谓体位引流，是指通过适当的体位摆放，使患者受累肺段内的支气管尽可能地垂直于地面，利用重力的作用使支气管内的分泌物流向气管，然后通过咳嗽等技术排出体外的方法。合理的体位引流可以控制感染，减轻呼吸道阻塞，保持呼吸道通畅。其原则是病变的部位放在高处，引流支气管开口于低处。体位引流的适应证：痰量每天大于 30mL，或痰量中等但其他方法不能排出痰液者。禁忌证：心肌梗死、心功能不全、肺水肿、肺栓塞、胸膜渗出、急性胸部外伤、出血性疾病。体位引流不适用于所有的患者，在决定采用体位引流治疗之前一定要注意相关的禁忌证，尤其是病情不稳定的患者，一定要慎重。可以适当地调节体位，避免头部过多地朝下而引起危险。

①体位引流的时间选择：不允许饭后立即进行体位引流；大量治疗师的体会是，雾化

吸入之后进行体位引流是非常合适的，并且能够带来最大的治疗效果；选择在患者休息之前进行体位引流也是合适的，因为可以帮助患者休息和带来良好的睡眠。

②治疗的频率：治疗的频率完全根据患者的病理情况和临床症状而定。如果患者有大量的稠痰，每天2～4次都是可以的，直到肺部保持清洁。如果患者的情况得到改善，那么相应地就应该减少次数。

③不需要继续做体位引流的标准：胸部X线显示相对的清晰；患者24～48小时内不再发热；听诊时呼吸音正常或者接近正常。

（2）敲打

敲打通常使用杯状手，将其放在被引流肺叶的上面。治疗师的杯状手交替且有节律地叩击患者的胸壁。治疗师应该保持肩、肘和腕部松弛和灵活的操作。敲打应该持续一段时间或者直到患者需要改变位置想要咳嗽。这种操作不应该引起疼痛或者不舒适。应该防止刺激敏感的皮肤，可以让患者穿着一件薄的柔软舒适的衣服，或者在裸露的身体上放一条舒适轻薄的毛巾。应该避免在女性的乳房或者是骨凸部位做敲打。

（3）振动

振动是将两只手直接放在患者胸壁的皮肤上，当患者在呼气的时候给予轻微的压力快速振动。良好振动操作的获得来自治疗师从肩到手等长收缩上肢的肌肉。

（4）震颤

震颤是在患者呼气时比振动更有力的断断续续的跳动的操作，治疗师的手成对地大幅度地活动。治疗师拇指扣在一起，将其余手指打开直接放在患者的皮肤上面，手指缠住胸壁，同时给予压力和震颤。

4.呼吸训练

具有促进膈肌呼吸、减少呼吸频率、提高呼吸效率、协调呼吸肌运动、减少呼吸肌及辅助呼吸肌耗氧量、改善气促症状的作用。进行呼吸训练的目的是使患者建立生理性呼吸模式，恢复有效的腹式呼吸。全身性的有氧训练无疑可改善呼吸肌的力量和耐力，但针对性的专项训练更为有效。呼吸肌的训练原理与其他骨骼肌相似，主要通过施加一定的负荷来使其收缩力增强。

（1）体位的摆放

很多 COPD 的患者都曾经或者正在遭遇呼吸困难（气短或气促）的困扰，尤其是患者在运动之后或者精神紧张的情况下尤其明显。当患者正常的呼吸模式受到干扰，那么气短也就随之发生。教会患者自我进行呼吸控制和体位摆放将有利于改善患者这一症状。可以在患者坐、走、上下楼梯或者完成工作的时候进行。大部分患者能够清楚地意识到在活动中发生呼吸困难的前期症状。在轻微出现呼吸困难的时候就要告诉患者应立即停止目前正在进行的动作，并且使用呼吸控制和缩唇呼吸来防止呼吸困难的进一步加重。使患者处于轻松的位置，通常是将身体前倾。如果有必要，应该使用支气管扩张剂。使患者使用呼吸控制技术来降低呼吸频率，并使用缩唇呼吸来避免呼气时候的过度用力。在使用缩唇呼吸之后，应该建立有效的腹式呼吸模式，避免使用辅助呼吸肌。然后使患者继续保持在这个姿势继续放松和控制呼吸，恢复良好的呼吸模式。

（2）膈肌呼吸训练

又称为腹式呼吸训练或呼吸控制训练，是正常的也是最有效的呼吸方式。腹式呼吸训练，就是通过增加膈肌活动范围以提高肺的伸缩性来增加通气量，膈肌每增加 1cm，可增加肺通气量 $250\sim300mL$，同时使浅快呼吸逐渐变为深慢呼吸。膈肌较薄，活动时耗氧不多，又减少了辅助呼吸肌不必要的使用，因而呼吸效率提高，呼吸困难缓解。COPD 患者由于其病理变化，横膈被明显压低，活动受到严重限制。此时患者代偿性地使用胸式呼吸来代替，甚至动用辅助呼吸肌进行呼吸，形成浅而快的异常的呼吸模式。因此应教会患者自觉地使用膈肌呼吸这种更为有效的呼吸方式，提高其呼吸效率，降低耗氧量。

标准化操作程序：

①将患者安置于舒适和放松的位置，使患者可利用重力帮助膈肌运动，例如 Semi-Flower'sposition。

②如果在治疗之初，发现患者最初的呼吸模式是在吸气的时候运用了附属吸气肌，要教会患者如何放松这些肌肉（例如可以采用肩部的环转运动和耸肩动作来放松）。

③治疗师将手放在患者的前肋角下缘的腹直肌上，要求患者用鼻缓慢地深吸气，保持肩部的放松和上胸的平静，允许腹抬高，然后告诉患者要通过控制性的缓慢呼气排尽气体。

④要求患者练习3～4次上述动作，然后休息，不允许患者过度通气。

⑤假如患者在吸气时运用膈式呼吸非常困难，通过用鼻嗅的动作能成功地完成吸气，这个动作也能易化膈肌。

⑥学会怎样进行自我管理这套程序，让患者将他（她）的手放在前肋角下缘，感受腹部的运动；患者的手将在吸气时抬起，呼气时下降。通过放在腹部的手，患者也能感受到腹肌的收缩，这样也有利于患者控制性的呼气和咳嗽。

⑦当患者理解和掌握运用膈式呼吸来控制呼吸，保持肩部放松，然后练习在不同位置（仰卧位、坐位、站位）以及在活动中（走和爬楼梯）的膈式呼吸。

（3）缩唇呼吸训练

所谓缩唇呼吸，是指在呼气时缩紧嘴唇，如同吹笛时一样，使气体缓慢均匀地从两唇之间缓缓吹出。这种方法可增加呼气时支气管内的阻力，防止小气道过早塌陷，有利于肺泡内气体的排出。减慢呼吸速率，增加潮气量。缩唇呼吸应在自然呼气时而非用力呼吸的情况使用。该方法可延缓或防止气道塌陷，改善肺部换气功能。其方法是：将患者安置于舒适放松的位置，向患者解释在呼吸的时候应该放松，不要引起腹部肌肉的收缩。治疗师将手放在患者的腹部上面，感觉患者的腹部肌肉是否收缩。要求患者深而慢地吸气，然后缩唇将气体缓慢地呼出。用鼻吸气，用口呼气，吸与呼时间比为1：2。

（4）深慢呼吸训练

这一呼吸有助于减少解剖无效腔的影响而提高肺泡的通气量，因此对COPD患者康复是有利的。具体方法是：吸气和呼气的时间比例是1：2。每次训练前，先设置呼吸节律，可用节拍器帮助。随着训练次数增加，所设置的节律逐渐减慢，适当延长呼气过程，使呼气更加完善，减少肺泡内的残气量。

5.运动训练

具有改善呼吸肌和辅助呼吸肌功能、改善心肺功能和整体体能、减轻呼吸困难症状和改善精神状态的作用。运动训练是肺部康复的基础。大量的临床研究证明，运动训练是提高 COPD 患者日常生活能力最有效的物理治疗手段。在执行运动训练之前和整个运动训练中，一定要反复地评估患者的情况，一定要与临床呼吸专科医师合作建立完美的临床治疗，包括使用支气管扩张治疗、长期氧疗及对并发疾病的治疗。还应强调的是 COPD 患者的评估包括最大心肺功能训练的测试，其目的是评估运动训练的安全性，评估限制运动训练的因素及制订合理的运动训练处方。

运动训练应有一份完整、合理、有效和安全的 COPD 患者运动训练处方，包括运动训练周期、频率、强度和种类 4 个方面。

（1）周期和频率

最小的肺部康复训练周期还没有被广泛地接受。有研究指出出院患者每周两三次，持续 4 周的运动训练比相同频率持续 7 周的训练优点少。同时普遍认为患者每周应进行至少 3 次运动训练，并在物理治疗师有规律的指导下训练，这将获得最佳的运动训练效果。但是基于 COPD 患者的运动耐受能力和实际情况，每周两次有指导的训练和一次以上在家没有指导的运动训练方案是可接受的，但是每周 1 次的指导性训练明显是不够的。

（2）强度

虽然低强度运动训练能够改善症状、HRQA 和日常生活活动能力的某些方面，但是高强度的训练才会获得更多的有效运动的训练好处。一般来说，运动训练的目的应该是试图获得最佳的训练效果。但因为疾病的严重程度、症状的限制和训练动机的不同，运动训练计划应该是可调节的。另外，虽然高强度的运动训练对改善患者的身体情况有优势，但是低强度的运动训练对长期坚持和广泛人群的健康利益更重要。对于正常人，高强度训练被认为可以增加血乳酸水平。不过，在肺功能康复的人群中，因为获得身体情况改善之前的肺功能受损的种种限制，高强度训练方案还没有普遍被接受。虽然高百分比看起来有更多的好处，超过最大锻炼能力 60% 的锻炼强度从经验上讲被认为可以足够带来运动训练的利益。临床上，症状分数可以被用于判断训练负荷。常采用 Borg 评分中的 4～6 分作为运动训练强度。

（3）COPD 运动训练种类

包括下肢训练、上肢锻炼、腹肌训练、呼吸抗阻练习、耐力和力量训练、间断训练 6 种。

①下肢训练：可以增加 COPD 患者的活动耐力、减轻呼吸困难症状、改善整体体能和精神状态。肺功能康复锻炼过程传统上集中在下肢训练，常用活动平台 treadmill，或者步行、骑车、登山等方法。在肺功能康复中以骑自行车和行走锻炼方式训练耐力，是最常见的训练方法。最佳的运动处方概括为高强度（＞60%最大功率）相对长期的锻炼。

②上肢锻炼：上肢锻炼能够锻炼辅助呼吸肌群，如胸大肌、胸小肌和背阔肌等。可以采用手摇车和提重物训练。其他上肢锻炼方法包括上肢循环测力器、免负荷训练和弹力带训练。许多日常生活活动涉及上肢，所以上肢锻炼也应该合并在运动训练计划中。

③腹肌训练：腹肌是主要的呼气肌。COPD 患者常有腹肌无力，使腹腔失去有效的压力，从而减少膈肌的支托及减少外展下胸廓的能力。

方法 1：卧位腹式呼吸抗阻训练。患者卧位，将 1kg 重的沙袋放在脐与耻骨间的下腹部，每 2 日增加 1 次重量，渐加至 5～10kg，每次 5～20 分钟，每日训练 2 次。

方法 2：吹蜡烛训练。患者坐位，将距离口腔 10cm 处、与口同高点燃的蜡烛的火苗吹向偏斜，逐渐增加吹蜡烛的距离直至 80～90cm。

方法 3：吹瓶训练。用两个有刻度的玻璃瓶，瓶的容积 2000mL，各装入 1000mL 水。将两个瓶用胶管或玻璃管连接，在其中的一个瓶插入吹气用的玻璃管或胶管，另一个瓶再插入一个排气管。训练时用吸气管吹气，使另一个瓶的液面提高 30mm 左右。休息片刻可反复进行。通过液面提高的程度作为呼气阻力的标志。每天可逐渐增加训练时的呼气阻力，直到达到满意的程度为止。

④呼吸抗阻练习（RRT）：RRT 能够提高呼吸肌的强度和耐力，预防和解除呼吸困难。虽然在训练的时候呼气肌也会被涉及，但呼吸抗阻练习更多关注吸气肌的训练。呼吸抗阻练习通常有两种方式，一种是吸气抗阻训练，另外一种是使用重量的膈肌训练。

吸气抗阻训练：国外有人应用吸气肌训练器（IMT）专门训练吸气肌功能。其原理是让患者经由不同口径的管道吸气，对吸气肌施加不同程度的负荷，而对呼气过程则不加限制，这样便可以达到对吸气肌肌力和耐力的增强作用。开始练习时每次 3～5 分钟，每天 3～5 次，以后练习时间可增加至 20～30 分钟/次，以增加吸气肌耐力。

膈肌抗阻训练：膈肌抗阻训练标准操作程序是使用很小的重量，例如小的沙袋，或者盐包来增强膈肌的强度和耐力；将患者安置在头部稍微抬高的位置，如果可能，最好将患者安置于仰卧位；将一个 1.4～2.3kg（3～5 磅）的沙袋或者盐包置于患者的剑突下缘的上腹部；要求患者深吸气但是保持上胸部平静；逐渐增加患者对抗阻力的时间；如果患者能在不使用辅助呼吸肌肉参与的情况下对抗阻力 15 分钟不感到费力，就可以再增加阻力。

⑤耐力和力量训练：对 COPD 患者的力量（或者阻力）训练有益。这种训练能提高肌肉的质量和力量，比耐力训练有更大的潜力。力量训练一般包括 2～4 组强度范围是从 50%～85% 的 1RM 的 6～12 个重复动作。耐力和力量训练的结合在 COPD 患者运动训练中可能是最好的策略，因为可以联合提高肌肉力量和整个身体的耐力，而不会延长不必要的训练时间。

⑥间断训练：对于一些患者，要达到高强度或长时间的连续性训练可能比较困难，甚至需要近距离的监护。在这种情况下，可以选择间断训练，间断训练是把长时间的锻炼分割为休息期和低强度锻炼期几个短的部分。

（二）作业治疗

作业治疗以减轻患者临床症状，改善机体运动能力，减轻心肺负担，提高呼吸功能，减轻精神压力，改善日常生活自理能力及恢复工作能力为目标。通过日常活动能力训练、适合患者能力的职业训练、有效的能量保护技术及适当环境改造等来实现患者减少住院天数，最终摆脱病痛的折磨，提高生活质量，早日重返家庭和社会，并达到延长患者的寿命和降低病死率的目的。

1.提高运动能力的作业治疗

有针对性地选择能提高全身耐力和肌肉耐力的作业活动，改善心肺功能，恢复活动能力。这是作业治疗和物理治疗都必须涉及的部分。

2.提高日常生活活动能力的作业治疗

患者往往因呼吸问题和精神紧张，而不能独立完成日常生活自理。日常生活活动能力的训练正是为此而设计。

（1）有效呼吸作业

学会日常活动中的有效呼吸，主要是教会患者练习如何将正常呼吸模式即腹式呼吸与日常生活协调起来，如何正确运用呼吸，增强呼吸信心，避免生活中的呼吸困难。

练习要求：身体屈曲时呼气，伸展时吸气；用力时呼气而放松时吸气；上下楼梯或爬坡时，先吸气再迈步，以"吸—呼—呼"对应"停—走—走"；如果要将物品放在较高的地方，则先拿好物体同时吸气，然后边呼气边将物体放在所需位置。一些一次呼吸无法完成的活动，则可分多次进行，必须牢记吸气时肢体相对静止，边呼气边活动。例如，让患者模拟开/关门动作，要求患者站在门边，先吸气并握住门把，然后边呼气将门拉/推上，练习多次至自然为止。

（2）自我放松作业

学会日常活动中的自我放松。多数COPD患者由于长期呼吸功能障碍和精神紧张导致全身肌肉紧张。放松训练有助于阻断因精神紧张和肌肉紧张所致的呼吸短促的恶性循环，减少机体能量的消耗，改善缺氧状态，抬高呼吸效率。放松治疗有两个含义：一个是指导患者学会在进行各项日常活动时，身体无关肌群的放松；另一个是选择可以让患者全身肌肉放松、调节精神紧张、转移注意力的作业治疗活动。

常用的方法有：缓慢、深长地呼吸；坐位或行进中双上肢前后自然摆动，有利于上肢和躯干肌肉放松；园艺治疗中的养殖花草；在树林间、草地上悠闲地散步；养鱼、养鸟活动及音乐疗法都可以达到调整情绪、放松肌肉的作用；传统医学静松功，坐位或立位放松法。

学会在各种活动中的放松，教会患者日常活动、教务活动、职业劳动、社交活动中的放松方法，注意选择恰当、舒适的体位，让患者头、颈、肩、背和肢体位置适当、有依托，减少这些肌肉长时间紧张。在日常生活活动中可以一边听音乐一边进行活动，活动安排有计划，保证充裕的时间。在完成某项作业活动时，要充分放松那些不用的肌肉，以保存自己的体力和能力。

对于不容易掌握松弛的患者，可先教会其充分收缩待放松的肌肉，然后，让紧张的肌肉松弛，以达到放松的目的。头颈、躯干、肢体的缓慢摆动，轻缓地按摩、牵拉也有助于肌肉的放松。

3.环境改造

为了增强患者生活独立的信心，减少对他人的依赖，治疗师应该提供患者功能状况的信息，必要时通过家庭、周围环境的改造，使患者可以发挥更大的潜能，完成生活的独立。

4.职业前作业治疗

康复治疗的最终目的，是让患者回归家庭，重返社会。职业治疗就是患者重返工作岗位的前期准备。可以模拟患者从前的工作岗位和工作环境，在治疗师的指导下进行模拟工作。如果患者已经不适合以前的职业，治疗师可以根据患者的兴趣，选择一些患者可以胜任的工作加以练习熟悉，并向有关部门提出建议。

（三）心理治疗

COPD 患者普遍存在焦虑、沮丧和其他心理健康障碍。流行病学的报道有接近45%COPD 患者存在心理障碍，而从临床现状看，对老年 COPD 患者的心理治疗普遍不被重视。同时，因为害怕不良反应、上瘾及出于花费的考虑或者①服用太多药物而产生的挫折感，许多年老患者拒绝服用抗焦虑药或抗沮丧药物。

实践表明，通过积极的心理干预能够有效地缩短物理治疗的疗程和提高物理治疗的效果，帮助患者减少不良的情绪和促进对社会环境的适应。

1.心理治疗的意义

临床证实，呼吸困难的发作频率和程度与 COPD 患者的心理状态有密切的关系。不良心理刺激能加剧 COPD 患者的呼吸困难并导致全身残疾。有积极的社会支持的 COPD 患者比没有社会支持的患者较少存在沮丧和焦虑。

2.心理评价

心理评价应包括在对患者起始的物理治疗评估中。在治疗之始就应该表现出对他们的疾病的关心和重视，包括提一些友善的问题。这些问题包括：对生活质量的理解、对疾病的调节能力的认识、自信、治疗动机、坚持的毅力和是否存在神经心理缺陷（例如，记忆力、注意力、解决问题的能力）。评定的内容中应涉及内疚、神气、愤怒、放弃、害怕、压力、睡眠障碍、焦虑、无助、孤立、忧伤、遗憾、悲伤等情绪不良的婚姻关系和照看配偶的健康问题。如果可能，约见主要的看护者（经患者同意）可以帮助探讨患者回答问题的可信度和患者真实的心理情况。

3.心理支持与治疗

适当的支持系统的发展是肺疾病康复的最重要的内容。COPD 患者应该从支持系统中得到能够帮助解决他们关心的问题，不管是个体的或者组织的形式。治疗消极的心理可以给患者的生活质量带来明显的改善。虽然中等水平的焦虑和消极存在于肺疾病康复过程中，但是有明显的心理社会障碍的患者，应该在开始物理治疗的时候就寻找一个适当的心理健康从业者的帮助。

物理治疗师应该给患者提供一些认知压力症状和解决压力的方法。通过肌肉放松、冥想、瑜伽及中医气功等技术来完成放松训练。选择一些放松精神和心灵的磁带给患者在家里舒缓焦虑的情绪。放松训练应该整合到患者的生活中去，以控制呼吸困难和疼痛，包括镇定练习，预想即将到来的压力，预演需要解决的问题等。

（四）营养支持

COPD 患者的身体成分异常的治疗基于以下几方面：发病率和病死率的高度流行和相关性；肺功能康复中运动训练时高热量需求，可能加重失常；增加运动训练的益处。虽然在 COPD 中导致体重丢失和肌肉萎缩的病因复杂而且现在并没有统一的解释，但是不同的生理和药理的干预已经用于治疗脂肪组织和非脂肪量（FFM）的消耗。大部分介入治疗的周期是 2～3 个月。

身体成分异常是 COPD 患者普遍存在的情况。Zanotti 的一项研究报告中指出有 32%～

63%的COPD患者存在体重减轻。肌肉无力在体重不足的COPD患者中比较常见。身体组成的物理治疗评估通过计算身体指数（BMI）最容易完成。BMI定义是体重（kg）数除以身高（m）的平方。以BMI为基础，COPD患者可分为体重不足、正常体重、体重过重和肥胖。近期体重丢失（过去的6个月里丢失大于10%或者过去的1个月里丢失大于5%）能够很好地预测慢性肺疾病的发病率和病死率。然而，体重或者BMI的测量，不能准确地反映这些患者身体组成的变化。体重可以分为脂肪量和FFM。FFM由身体细胞质量（器官、肌肉、骨骼）和水组成。FFM的测量可以估计身体细胞质量。FFM的丢失是COPD患者相关的恶病质的特征性表现。确定FFM的方法有：皮肤厚度、人体测量学、生物阻抗分析、双能X线吸光测定法（DEXA）等。虽然FFM的减少常与体重丢失联系在一起，但是FFM的丢失也可以出现在体重稳定的患者中。FFM的丢失常表明肌纤维选择性萎缩，特别是II型纤维。在过去的20年中，某些研究已经定义和量化FFM的损耗。物理治疗评估中可以基于FFM指数来考虑损耗，男性低于16、女性低于15是有意义的。在欧洲的研究中，使用这些参数发现35%的来自肺部康复的COPD患者和15%出院的COPD患者出现FFM指数的降低，证明了其在慢性肺疾病中的高流行性。用12分钟行走测试或者VO_{2max}测试COPD患者，发现FFM减少的患者比FFM正常的患者的运动耐力要低。另外，周围肌肉力量也是降低的，因为肌力直接与肌肉的横截面积成正比。在研究中发现每千克肢体FFM产生的力在COPD患者和对照组中是相近的，支持肌肉质量的丢失是肢体无力的主要决定因素。虽然一部分肌肉无力的出现毫无疑问地归于胸廓形状和过度充气的变化导致的生物力学缺陷，但COPD患者中肌力的削弱与FFM的减少也有联系。体重不足的COPD患者比正常体重的患者有明显的HRQL的减弱。因为正常体重的COPD患者和低FFM的患者比正常FFM的低体重患者有更多的HRQL的削弱，身体组成失常是HRQL的重要预测指标，而不是体重减少。

1.热量的补充

热量的补充对COPD的患者是特别重要的。因为一些患者可能存在不自觉的体重丢失和（或）在运动中机械性功效的减少。适当的蛋白质摄入可刺激蛋白合成以保持和储存去脂体重（FFM）。以下几种情况应该给予热量的补充：BMI<21，最近6个月内不自觉的体重丢失10%或者1个月内丢失5%，或者FFM的损耗。营养补充应该包括对患者饮食习惯和能量浓度补充的管理。口服液体饮食补充能保持能量平衡和增加体重不足的COPD患者的体重。但是这些早期的研究没有计算脂肪组织和FFM的比率，而且大多数出院患者单独的营养补充并没有明显地增加体重。这样的结果可能受以下几个因素影响：自动的食物摄入，日常饮食中和活动模式中的营养补充没有得到最好的执行，营养补充中蛋白质的大小和营养素的成分，以及全身性的炎症消耗。把这些因素考虑进去，通过整合的营养干涉策略应用到全面的康复过程中去，可能有更大的促进。Gosselink R的研究报告显示，营养补充结合指导下的运动训练可以增加体重不足COPD患者的体重和FFM。这份研究明确指出联合的干涉可以导致FFM和脂肪组织的增加比率是2∶1。

2.生理性介入

力量训练可以通过胰岛素生长因子1（IGF-1）或者IGF-1信号的靶器官来刺激蛋白质合成以选择性地增加FFM。在正常身体成分COPD的患者，8周整个身体的运动训练适当地增加了FFM从而导致体重增加，而脂肪趋向减少。对正常体重的COPD患者，经过12周的有氧训练结合力量训练，通过计算机X断层扫描仪测量，两侧大腿中段肌肉横截面有所增加。然而，BMI并没有变化。BIM的不同反应与不同组间的饮食摄入不同有关系。

3.药物的介入

部分药物性康复策略现在已经应用到对COPD患者的干预，药物干预的好处在于可以减少体重，增加FFM。合成的类固醇已经被广泛研究，可以作为单独治疗，也可以结合其他肺功能康复。一般来说，治疗周期是2～6个月，合成类固醇可以提高肺功能康复的结果有以下3个机制：直接或间接地作用于IGF-1系统刺激蛋白质合成；筒箭毒碱基因的调节；抗糖皮质激素作用和红细胞生成作用。

低剂量合成类固醇的干预方式可以采用肌内注射或者口服，一般没有明显的不良反应。低睾丸激素水平的男性患者，服用睾丸激素会导致肌肉块的增加。是否合成类固醇的治疗将改善运动能力或健康状态还不是很清楚，特别是这些治疗的适应证还没有被定义。生长激素是系统的 IGF-1 有效的刺激剂，可以提高在参与肺功能康复过程中的一小部分体重不足的 COPD 患者的瘦的身体成分。身体成分的适当增加和运动性能的提高有相关性。然而，这个治疗比较昂贵并且有一定的不良反应，例如水盐潴留、糖代谢减弱。最近，有研究正在调查生长激素释放因子提高 COPD 患者的身体成分和功能性能力的安全性和效果。促孕剂醋酸甲地黄酮已经表明可以增加食欲、体重和刺激慢性虚弱条件下的通气量，例如艾滋病和癌症。给体重不足的 COPD 患者使用 8 周，和安慰剂治疗比较后发现有 2.5kg 的体重差别，但是这个体重的改变主要是脂肪组织。基于最近的研究，几种生理性和药理性介入能够调节 COPD 患者的脂肪组织和 FFM。然而这些介入表明是相对安全和短期的，还需要更多的研究去证明长期效果。还需要更多的研究去发展对慢性肺疾病的肌肉消耗时药物介入的最佳策略，包括运动训练和药物治疗的结合，给特殊人群（疾病的严重性和软组织耗损模式）设定目标，和确定身体成分的改善是否转化成功能性好处和延长生存。

4.对肥胖患者的特殊考虑

与肥胖有关的呼吸系统问题可能引起做功的增加和呼吸时氧耗的增加，以及运动耐力的消耗、残疾和生活质量的缺失。呼吸性功能的明显异常可单独因为肥胖引起，甚至在潜在的肺实质疾病和限制性胸廓疾病的不足中存在。与肥胖有关的呼吸问题包括低肺容量的呼吸性机制，呼吸系统顺应性的降低，增加下气道阻力，以及呼吸模式和呼吸驱动的改变。"轻度肥胖"的人比同年龄预期的血氧水平不足，是由于肺底的扩张不足。

肺功能康复是致力于与肥胖有关的呼吸性疾病和肥胖导致功能受限的患者的需求。特殊的治疗包括营养指导，限制热量的饮食计划，鼓励减肥和身体支持。虽然没有确定关于肺功能康复后获得大量体重减少的目标，但是肥胖患者的全面康复可以让体重减少从而提高功能状态和生活质量。

五、功能结局

（一）生理功能方面

COPD 患者以呼吸困难、进行性加重为结局，绝大多数最终死于呼吸衰竭、循环衰竭和并发症。

（二）心理功能方面

大多数 COPD 患者终身有不同程度的忧郁、沮丧、焦虑和绝望等心理障碍。

（三）社会参与能力方面

ADL 能力及其相关活动受限、社会交往受限、职业受限及生活质量下降通常将终生伴随 COPD 患者。

康复治疗能改善 COPD 患者的生理功能、心理功能、社会功能、减少 COPD 感染发作频率、阻止病情进展速度以及提高 COPD 患者的生活质量，应及时介入并持之以恒。

六、健康教育

在治疗的同时让患者了解有关疾病的知识，是控制疾病、延缓疾病发展的重要手段。患者应该了解所患疾病的基本知识，包括药物的治疗作用、用法及不良反应，以便患者自我照顾。花粉、飞沫、灰尘、清洁剂、烟雾、寒冷等，都是不良刺激因素，会影响病情。应当指导患者掌握正常的呼吸方式和养成良好的呼吸习惯，管理好自己的呼吸道。呼吸系统疾患的患者由于呼吸道抵抗力很弱，极易患感冒，而继发感染会导致支气管症状加重，可采用防感冒按摩、冷水洗脸、食醋熏蒸、体质训练等方法预防感冒，减少发病的可能。保持所处环境的空气清新和通畅，每天开窗、开门，保持空气流通，能够减少呼吸道感染的机会，另外强调戒烟和避免被动吸烟，也有助于减少呼吸道分泌物，降低感染的危险性。积极治疗呼吸系统疾病，控制炎症，减少疾病的反复发作。在健康教育中，患者需要掌握以下基本知识，这是预防和控制这类疾病的重要环节。包括：认识正常呼吸道的解剖结构和呼吸肌的功能；认识呼吸在人体中的重要作用；掌握正常的呼吸方式和呼吸节律，注意保持呼吸道清洁卫生；认识吸烟的危害。

（一）能量保存技术

学会日常活动中的能量保存，强调节能技术的运用，可以减少日常生活活动中的能量消耗，使体能运用更有效，增强患者生活独立性，减少对他人的依赖。预先对活动进行计划安排，包括活动节奏的快慢程度、活动强度的轻重交替、活动中间的休息等，这些都是节省体力、避免不必要氧耗的有效手段。如坐着比站着省力，经常用的东西放在随手可拿到的地方，避免不必要的弯腰、转身、举臂、前伸，如果有必要可借助棍子、叉子等辅助用具拿取物品，提较重的东西尽量用推车，而推比拉省力，活动时动作要连贯缓慢，有一定的休息间隙。教会患者如何保存体能，用最省力的方法独立完成日常生活活动。指导患者养成良好的姿势习惯，运用适当的躯体力学原理完成诸如举、搬、接、推、拉、梳头、洗澡等基本生活动作；必要时学会利用各种辅助设备完成生活活动。合理安排活动的时间、频率及程序，保证既完成活动又不过分疲劳。

（二）纠正不良姿势

1.增加胸廓活动

患者坐位，双手叉腰，吸气，躯干向一侧屈，同时呼气，还原吸气；躯干再向另一侧屈并呼气，再还原，如躯干向一侧屈时另一侧的上肢能同时上举，则效果更好。

2.挺胸、牵张胸大肌

吸气挺胸，呼气含胸耸肩。

3.肩带活动

坐位或立位，吸气并两臂上举，呼气同时弯腰屈髋、双手下伸触地。

4.纠正驼背

立于墙角，面向墙壁，两臂外展 90° 屈肘 90°，双手分别置于两侧墙上，双脚静止而身体向前移动并挺胸。也可双手持体操棒置于颈后部，双手与肩同宽以牵伸胸大肌、保持挺胸姿势。以上练习每个持续 5～10 秒或更长时间，每组 5～10 个，每天 2～3 次。

（三）家庭氧疗

氧疗可以改善患者症状，提高工作效率，增加运动强度，扩大活动范围。有研究证实每天坚持 15 小时吸氧效果比间断吸氧为好。长期低流量吸氧（<5L/min），可提高患者生活质量，使 COPD 患者的存活率提高 2 倍。教会患者如何正确和安全使用氧气。在氧气使用过程中主要应防止火灾及爆炸，在吸氧过程中禁止吸烟。

为防止高浓度吸氧对通气的抑制作用，应采用低流量吸氧。持续给氧气时，流量<1L/min；夜间给氧时，流量<3L/min；运动给氧气时，流量<5L/min。吸氧设备如氧浓缩器，

可以将空气中的氧气浓缩，使用方便。液氧贮器，将氧气在超低温下以液态保存，故体积小，重量也轻，可以随身携带，为其优点。

（四）防感冒按摩操（金豫和周士枋教授方法）

已经得到较普遍的应用，基本方法如下：

1.按揉迎香穴

迎香穴属于手阳明大肠经，位于鼻翼外缘沟。用两手中指指腹紧按迎香穴，做顺时针、逆时针方向按摩各 16～32 次。

2.擦鼻两侧

两手拇指根部掌面的大鱼际肌或两侧拇指近节互相对搓摩擦致热，自鼻根部印堂穴开始沿鼻两侧下擦至迎香穴。可两手同时进行，也可一上一下进行，各擦 16～32 次。

3.按揉太渊穴

太渊穴属于手太阴肺经，位于腕桡侧横纹头即桡侧腕屈肌腱的外侧、拇长展肌腱的内侧。用拇指指腹紧按穴位做顺时针、逆时针方向按摩各 16 次，左、右侧交替进行。

4.浴面拉耳

主要为摩擦脸面和耳部。两手掌互搓致热，两手掌紧贴前额前发际，自上向下擦至下颌部，然后沿下颌分擦至两耳，用拇、示指夹住耳垂部，轻轻向外拉（也称双凤展翅）2～3 次，再沿耳向上擦至两侧颞部，回至前额部，重复 16 次。最后两手掌窝成环状，掩盖鼻孔，呼吸 10 次。

5.捏风池穴

风池属足少阳胆经，位于枕骨下发际，胸锁乳突肌和斜方肌止点之间的凹陷处。用两拇指指腹紧按该穴，其他各指分别置于头顶部，做顺时针、逆时针方向按摩各 16 次，或用一手的拇、示指分别按两侧的风池穴，按捏 16 次。得气感为局部酸、胀、热明显，并向下方和向内放散。然后，用手掌在颈项部做左右按摩 16 次。

第二节　呼吸衰竭

呼吸衰竭（以下简称呼衰）是指各种原因引起的肺通气和（或）换气功能严重障碍，以致在静息状态下也不能维持足够的气体交换，导致低氧血症伴（或不伴）高碳酸血症，进而引起一系列病理生理改变和相应临床表现的综合征。影响呼吸功能完成的众多因素均可引起呼衰，常见气道阻塞性病变、肺血管疾病、肺组织病变、胸廓胸膜病变、神经肌肉及其传导系统和呼吸肌疾患。其缺氧的发生机制主要为通气不足、弥散障碍、肺泡通气/血流比例失调、肺内动—静脉样分流、耗氧量增加等。呼衰的临床表现为呼吸困难、发绀以及由于缺氧出现的一系列精神神经症状等。按病程可分为急性呼衰（ARF）和慢性呼衰（CRF）。ARF 的治疗多在医院的重症监护病房内进行，CRF 多由慢性支气管—肺疾病引起，病程发展相对缓慢，机体内环境有足够的时间进行代偿，多不需要急救治疗，其治疗重点是对患者进行康复期训练和指导。在我国，呼吸系统疾病总病死率在各种疾病中居于首位，各种呼吸疾病引起死亡最常见的直接原因是呼吸衰竭，其中又以 CRF 为主，因此深入研究呼吸衰竭的发病机制以及有效康复治疗手段是降低人口病死率、保护社会劳动力、改善人民生存质量的关键和基础。由于引起 CRF 最常见的疾病是慢性阻塞性肺疾病（COPD）、重症肺结核、间质性肺病等，其中又以 COPD 最多见，以下重点讨论由 COPD 引起的 CRF 的康复治疗。

一、临床表现

（一）症状和体征

除引起 CRF 的原发疾病症状体征外，主要是缺氧和 CO_2 潴留所致的呼吸困难和多脏器功能紊乱的表现，后者包括精神神经症状、血液循环系统症状、消化和泌尿系统症状等。此外，发绀属于缺氧主要的临床表现，多见于口唇、指甲等部位。值得注意的是，以上这些症状均可随缺氧或 CO_2 潴留的纠正而消失。

（二）实验室检查

动脉血气分析 $PaO_2<60mmHg$，可伴或不伴 $PaCO_2>50mmHg$，临床上以伴有 $PaCO_2$ $>50mmHg$（Ⅱ型呼衰）为常见。一般情况下，当 $PaCO_2$ 升高，但 $pH≥7.35$ 时，为代偿性呼吸性酸中毒，如 $pH<7.35$ 则为失代偿性呼吸性酸中毒。

二、康复评定

（一）生理功能评定

1.呼吸困难评分

CRF 的主要功能障碍为呼吸困难，常用的呼吸困难评分法有 Borg's 评分法和美国胸科协会评分法，现常用南京医科大学根据 Borg's 量表计分法改进的呼吸困难评分法。

2.运动功能评定

（1）运动试验

运动试验有助于了解 CRF 患者的心肺功能和活动能力，运动试验就是通过观察受试者运动时获得的最大吸氧量、最大心律、最大 METs 值等，来判断其心、肺、骨骼肌等的储备功能和机体对运动的实际耐受能力，为其制订安全、合适、个体化的运动训练计划提供理论依据。临床常用的方法有活动平板法和功率自行车法。

（2）定量行走评定

常用的为 6 分钟或 12 分钟步行距离测定法。值得一提的是，CRF 患者运动功能的评定方法及方案的选择应根据患者的病情及肺功能情况，现场必须具备抢救设施，同时必须在医护人员的监护下进行。

3.呼吸肌功能评定

包括呼吸肌力量（最大吸气压及最大呼气压）、呼吸肌耐力及呼吸肌疲劳的测定。呼吸肌功能测定在呼衰诊治中具有重要的作用，可作为评价康复治疗对呼吸功能影响的客观指标。

（1）呼吸肌力量

呼吸肌力量是指呼吸肌最大收缩能力，测定的指标有最大吸气压及最大呼气压。其测定方法是让受试者在残气位和肺总量位时，通过口器与其相连管道做最大用力吸气和呼气时所测得的最大并维持至少 1 秒的口腔压，它是对全部吸气肌和呼气肌的强度测定。

（2）呼吸肌耐力

呼吸肌耐力是指呼吸肌维持一定通气水平的能力，可用最大自主通气和最大维持通气量来反映。前者的测定方法是让受试者做最大最深呼吸 12 秒或 15 秒所计算出的每分钟最大通气量。正常人最大自主通气动作可以维持 15～30 秒。最大维持通气量是达到 60%最大通气量时能维持 15 分钟的通气量。

（3）呼吸肌疲劳

呼吸肌疲劳是指在呼吸过程中，呼吸肌不能维持或产生需要的或预定的力量。临床可采用膈肌肌电图或膈神经电刺激法评估患者的膈肌疲劳状况。

（二）日常生活活动能力评定

CRF 患者日常活动能力评定可参照美国胸科协会呼吸困难评分法，根据各种日常生活活动时的气短情况，将日常生活活动能力分为如下 6 级。

0 级：如常人，无症状，活动不受限。

1 级：一般劳动时气短。

2 级：平地慢步无气短，较快行走或上坡、上下楼时气短。

3 级：行走百米气短。

4 级：讲话、穿衣及稍微活动即气短。

5 级：休息状态下也气短，不能平卧。

（三）社会参与能力评定

1978 年 WHO 制定的社会功能缺陷量表（SDSS）可较全面地反映 CRF 患者社会功能活动能力，评定内容主要有职业劳动能力和社交能力、家庭生活职能能力、个人生活自理能力等。

CRF 的其他功能评定还包括肺容积与肺通气功能测定：最大通气量（MMC）、第 1 秒用力呼气量（FEV_1）、用力肺活量（FVC）、残气量（RV）、肺总量（TLC）等肺功能评定，以及血气分析、四肢肌肉力量评估、营养状态评估、认知功能评估等。

三、功能障碍

（一）生理功能障碍

1.呼吸功能障碍

呼吸困难为最早出现的症状，多数患者有明显的呼吸困难，可表现为呼吸频率、节律和幅度的改变。开始时表现为呼吸费力伴呼气延长，加重时出现浅快呼吸，辅助呼吸肌活动加强，呈点头样或提肩样呼吸。CO_2潴留加剧时，则出现浅慢呼吸或潮式呼吸。

2.运动功能障碍

由于运动会增加耗氧量可加重缺氧，造成呼吸困难，导致多数 CRF 患者不敢运动，影响运动能力。运动减少又使心肺功能适应性下降，进一步加重运动障碍，形成恶性循环。

3.认知功能障碍

以智力或定向功能障碍多见。

4.精神神经症状

可表现为过度兴奋或抑制，兴奋症状包括烦躁、失眠、夜间失眠而白天嗜睡（昼夜颠倒）现象。此时忌用镇静或催眠药，否则可加重 CO_2 潴留，发生肺性脑病，肺性脑病表现为神志淡漠、肌肉震颤、间歇抽搐、昏睡甚至昏迷，以致呼吸骤停等。

5.血液循环功能障碍

表现为搏动性头痛、血压异常、周围循环衰竭等。慢性缺氧和 CO_2 潴留引起肺动脉高压，可发生右心衰竭伴有体循环瘀血体征（肺心病）。

6.肝、肾功能异常

严重呼衰对肝、肾功能的影响可出现丙氨酸氨基转移酶与血浆尿素氮升高等。有些患者因胃肠道黏膜保护功能损害，导致胃肠道黏膜充血水肿、糜烂渗血或应激性溃疡，从而引起上消化道出血。

（二）心理功能障碍

CRF 患者多为老年人，他们自理能力差，处于长期供氧不足状态，精神紧张、烦躁不安，再加上疾病反复发作、加重，生活质量差，患者往往情绪低落并感到焦虑。急性发作时严重缺氧、濒死的感觉及机械通气治疗更使患者感到恐惧、孤独无助、悲观绝望，严重影响患者的休息及睡眠，给患者带来极大的心理压力和精神负担。

（三）日常生活活动能力受限

呼吸功能障碍会不同程度地影响 CRF 患者的日常生活活动，这主要表现在活动后呼吸困难（又称劳力性呼吸困难），轻者在进食、穿衣、行走及个人卫生等日常生活活动时常感气促；严重时安静状态下都感呼吸困难，生活完全不能自理。

（四）社会参与能力受限

呼吸困难、活动受限以及长期缺氧导致的脑、肾、肝等重要脏器的功能障碍和疾病久治不愈引起心理障碍都会影响患者的生活质量、劳动、就业和社会交往等能力，严重者甚至完全丧失劳动能力。

四、康复治疗

CRF 多有一定的基础疾病，病情发展较慢，但合并呼吸系统感染或气道痉挛等情况可急性发作而致代谢紊乱，直接危及生命，必须采取及时而有效的抢救。呼衰急性发作期的处理原则是在保持呼吸道通畅条件下，改善通气和氧合功能，纠正缺氧、CO_2 潴留及代谢功能紊乱，防治多器官功能损害。CRF 缓解期的治疗原则为在积极治疗基础疾病的基础上，重点对患者进行康复训练和指导，其目标在于增强呼吸功能储备，避免导致呼吸功能恶化的诱因，减少 CRF 急性恶化的次数，提高患者生活及工作能力。

基于上述目标，CRF 康复治疗的内容包括：

（1）避免吸烟和其他可能加重本病的因素，控制各种并发症。

（2）积极治疗和预防呼吸道感染，及时有效地排痰，建立通畅气道。

（3）通过吸氧、运动训练等改善缺氧及肺换气功能，提高患者的日常生活活动能力。

（4）增强肺通气功能，锻炼呼吸肌，纠正病理性呼吸模式，必要时借助无创通气技术以改善通气。

（5）帮助患者解除焦虑、抑郁、恐惧等心理问题，树立战胜疾病的信心。

康复治疗的适应证为病情稳定的 CRF 患者，但须根据患者肺功能的情况加以选择，主要方法包括物理治疗、作业治疗、心理治疗等。

（一）物理治疗

CRF 的物理治疗包括运动训练、排痰训练、机械通气及物理因子治疗等，主要作用为建立生理呼吸模式、保持通畅气道、改善通气、促进血液循环和组织换气，提高运动能力。

1.物理因子治疗

（1）超短波治疗

采用大功率超短波治疗仪，电极胸背部对置，无热—微热量，每次 10～12 分钟，每日 1～2 次，12～15 次 1 个疗程，可控制肺部炎症，减少痰液分泌。

（2）超声雾化治疗

可湿化呼吸道，稀释痰液使其易于排出。常用 4%碳酸氢钠 20mL，盐酸氨溴索 30mg，α-糜蛋白酶 5mg，加生理盐水 20mL，每次 20～30 分钟，每日 1～2 次，7～10 天 1 个疗程。雾化吸入时，做膈肌深呼吸，可使药物微粒更广泛地分布在肺底部。吸入数分钟后鼓励患者咳嗽，有助于排痰。如配合体位引流，效果更好。

（3）膈肌电刺激

使用通电装置，非刺激电极放在胸壁，刺激电极放在胸锁乳突肌外侧锁骨上 2～3cm 处（膈神经部位），先用短时间低强度刺激，当找到可产生强力吸气的位置后，即可用脉冲波进行刺激治疗。此法适用于呼吸训练后膈肌运动仍不满意的患者。开始时每日 6～15 次，逐渐增加到每日 100 次左右。

2.运动训练

CRF 患者常因体力活动时出现呼吸困难而回避运动，使日常生活活动障碍，生活质量不佳。适当的运动疗法可提高运动耐力，减轻运动时呼吸困难，从而改善 ADL 和 QOL。CRF 的运动训练包括呼吸训练、呼吸肌训练、有氧训练、力量训练等。需注意的是，CRF 患者的有氧运动处方应采取个体化原则，主要进行大肌肉群的运动耐力训练，最好也包括上肢肌肉的运动训练，运动强度多取 60%～80%最大运动负荷。对力量训练应采取低阻抗多重复的原则。运动前确保呼吸道通畅，运动时注意监护，必要时可吸氧。

3.排痰训练

通畅的气道是 CRF 所有康复治疗的基础，有效的排痰可以使气道内的分泌物排出，是建立通畅气道的关键方法之一，其主要技术包括有效咳嗽训练、体位引流、手法排痰等。

4.机械通气

肺泡有效通气量不足及呼吸肌疲劳无力是 CRF 的重要原因。对于严重呼衰患者，机械通气是抢救其生命的重要措施，其作用包括：①维持必要的肺泡通气量，降低 $PaCO_2$；②改善肺的气体交换效能；③减轻呼吸做功；④缓解呼吸肌疲劳，有利于恢复呼吸肌功能。根据通气支持方式，机械通气可分为经气管插管或切开的有创性机械通气和采用面罩或鼻罩进行的无创性人工通气。前者主要用于 CRF 急性加重期的抢救，后者则在呼衰未发展到危重阶段前使用，可促进患者的康复，减少气管插管的需要。广义的无创通气也应当包括体外负压通气、胸壁震荡通气、体外膈肌起搏等，但通常目前所称无创通气仅指通过鼻、面罩等方式与患者相连的无创正压机械通气（NIPPV）。近 20 年来，运用无创正压通气技术治疗 CRF 已成为呼衰治疗的研究热点，NIPPV 采用双水平气道正压，吸气压帮助患者克服吸气阻力，改善呼吸肌疲劳，增加肺泡通气量，同时能改善气体在肺内分布不均匀的状况，改善弥散，减少无效死腔气量。呼气压可对抗内源性呼气末正压，防止肺泡塌陷，使肺泡内 CO_2 排出，从而提高 PaO_2，降低 $PaCO_2$ 的作用，改善呼吸系统的顺应性。NIPPV 可部分取代呼吸肌做功，使呼吸肌肉得到充分的调整和休息，以解除呼吸肌疲劳。

NIPPV 入选标准（至少符合其中 2 条）：①中重度呼吸困难伴有辅助呼吸肌运动和反常腹部呼吸运动；②中重度酸中毒（pH7.30～7.35）以及高碳酸血症（$PaCO_2$6.0～8.0kPa）；③呼吸频率＞25 次/分。排除标准（符合下列条件之一）：①呼吸抑制或停止；②心血管系统功能不稳定（低血压、心律失常、心肌梗死）；③嗜睡、神志不清及不合作；④易误吸（吞咽反射异常、严重上消化道出血）；⑤痰液黏稠或有大量气道分泌物；⑥近期曾行面部或胃食管手术；⑦头面部外伤、固有的鼻咽部异常；⑧极度肥胖；⑨严重的胃肠胀气。而对以下需要紧急抢救或重症呼衰患者，应首先考虑有创性机械通气，有创机械通气的应用指征：①严重呼吸困难，辅助呼吸肌参与呼吸，并出现胸腹矛盾呼吸；②呼吸频率＞35次/分；③危及生命的低氧血症（PaO_2＜40mmHg 或 PaO_2/FiO_2＜200mmHg）；④严重的呼吸性酸中毒（pH＜7.25）及高碳酸血症；⑤呼吸抑制或停止；⑥嗜睡、神志障碍；⑦严重心血管系统并发症（低血压、休克、心力衰竭）；⑧其他并发症（代谢紊乱、脓毒血症、肺炎、肺血栓栓塞症、气压伤、大量胸腔积液）；⑨NIPPV 失败或存在 NIPPV 的排除指征。

NIPPV 的临床应用需要合适的工作、监护条件，包括人员培训、合适的工作地点以及生命体征监护和紧急插管的条件，其具体步骤及注意事项如下：

（1）患者教育

与插管通气不同，NIPPV 需要患者的合作和强调患者的舒适感。对患者的教育则可以消除恐惧，争取配合，提高依从性，也有利于提高患者的应急能力，如在紧急情况下（如咳嗽、咳痰或呕吐时）患者能够迅速拆除连接，提高安全性。教育的内容包括讲述治疗的目的以及连接和拆除的方法，指导患者有规律地放松呼吸，注意咳痰和可能出现的不良反应（漏气等），有不适时及时通知医务人员等。

（2）试机

检查电源、呼吸机的各种管道及运转功能是否完好，准备好必要的抢救器材如吸痰器、气管插管等。

（3）保持呼吸道通畅

保持呼吸道通畅是 NIPPV 通气有效的前提，患者治疗时取半卧或平卧位，但是头、颈、肩要保持在同一水平，头略后仰，保持呼吸道通畅，定时翻身、拍背，指导患者有效咳痰，必要时经口、鼻给予鼻导管吸痰。并保持呼吸机湿化功能良好，防止口鼻咽干燥、痰痂形成，防止因枕头过高而将呼吸道压窄，影响气流通过，降低疗效。

（4）妥善固定面罩，保证通气量

根据患者的脸形选择大小适中的面罩，固定时调节系带松紧度，以无明显漏气的最小张力合适。系带过分拉紧，会造成局部皮肤压伤，过松则会漏气，使通气量减少。患者翻身或改变体位后要注意面罩有无松脱、漏气。嘱患者应尽量闭合口腔，保证足够的通气量。

（5）选择治疗参数，开机治疗

根据不同患者病情，选择呼吸机通气模式和治疗参数进行治疗，主要根据使用者的经验、各医疗单位的现有条件和经济水平等。

（6）严密观察病情，合理调节呼吸机参数

在通气过程中应注意观察患者的精神、面色、喘息及发绀的改变程度，要严密观察呼吸频率、幅度、节律及呼吸肌运动等，注意有无呼吸抑制存在以及因呼吸机使用不当造成的并发症。同时注意监测心律、血压及血氧饱和度，并做详细记录。必要时使用心电监护仪，有异常时及时通知医师。合理调节呼吸机参数，压力太高，患者烦躁难以配合，而且容易产生气压伤；压力太低则达不到治疗效果。此外，治疗时应缓慢增加压力，使患者逐渐适应。另外，还要注意预防和减轻胃胀气，指导患者吸气时尽量闭合双唇，用鼻呼吸，减少吞咽动作，防止腹胀的发生。出现胃胀气后应及早行胃肠减压，若已引起小肠胀气，可行肛管排气等处理。治疗过程中还要保护皮肤避免擦伤，为防止鼻梁及面部皮肤受压过久受损，可放松头带并予受压处皮肤按摩。

（二）作业治疗

CRF 的作业治疗主要是通过操作性活动，纠正患者日常生活活动中出现的病理性呼吸模式，着重训练患者上肢肌肉的力量和耐力，同时运用能量节省技术及适应性训练，减轻活动时呼吸困难的状况，改善患者躯体和心理状况，提高日常生活能力，帮助其重返社会。治疗内容包括常规的 ADI 训练，织毛衣、计算机操作、园艺等功能性训练，以及琴、棋、书、画等娱乐消遣性训练。训练时注意运用能量节省技术，减少日常生活中的耗能，使体能运用更有效，增强患者的生活独立性，以减少对他人的依赖。如让患者就每一项活动内容制订相应的训练计划，掌握体力节省的技巧。

（三）心理治疗

CRF 患者大多伴有烦躁、紧张、焦虑、恐惧等心理问题，心理治疗可有效地改善或消除 CRF 患者的抑郁、焦虑、恐惧、绝望和自卑心理，帮助患者正确认识疾病，树立战胜疾病的信心，积极配合治疗。具体治疗方法包括心理咨询、心理支持等。

1.心理咨询

通过专业人员采用指导、劝告、讨论、测验、解释等技术，对患者的情绪、疾病、康复治疗以及患病后患者的职业、婚姻、教育、康复、退休和其他个人问题等的处理提供专业的帮助。

2.心理支持

通过对患者的指导、劝解、疏导、帮助、安慰、保证，使其克服焦虑、悲观、无助、绝望等心理危机，去适应和面对患病后的现状。

3.放松训练

是指通过一定的肌肉放松训练程序，有意识地控制自身的心理活动，阻断精神紧张和肌肉紧张所致的呼吸短促的恶性循环，减少机体能量的消耗，改善缺氧状态，提高呼吸效率。因此放松训练在 CFR 患者的治疗中占有重要地位。

放松训练主要是在治疗师或患者自己（默念）的指导语下进行，分以下 3 个步骤：

（1）练习与体验呼—吸与紧张—放松的感觉。

（2）各部肌肉放松训练，如头部、颈部、肩部等。

（3）放松训练结束语。

（四）其他治疗

1.药物治疗

COPD 是 CRF 的主要原因，其药物治疗的目的是解除痉挛、消除气道炎症、促进排痰以保持呼吸道通畅。包括 β_2 受体激动药、抗胆碱药、茶碱、皮质激素类药等的应用。合并感染时可加用抗菌药物和（或）祛痰药。

2.氧疗

纠正缺氧是 CRF 康复治疗的根本目的。氧疗能直接提高 CRF 患者的肺泡和动脉血氧分压，纠正低氧血症；增加组织供氧，改善心、脑、肺、肾功能，稳定或降低肺动脉压；降低红细胞和血黏度，减轻红细胞增多症；减轻水钠潴留，改善呼吸困难症状，预防右心衰竭；预防夜间低氧血症，改善睡眠；最终提高患者的生存率，改善生活质量及精神状态，同时减轻患者家属负担，减少医疗费用。

CRF 患者临床常用氧疗方法主要有长期氧疗（LTOT）和夜间氧疗，前者指每日吸氧时间至少大于 15 小时，至少持续 6 个月以上的氧疗方法，后者指夜间吸氧达 10 小时或以上（1～2L/min）的氧疗方法。LTOT 的主要目标是解决低氧血症（特别是夜间睡眠时的低氧血症），使患者的 SaO_2 维持在 90%，$PaCO_2$ 上升不超过 10mmHg（1mmHg=0.133kPa）。目前推荐的对 CRF 患者开具 LTOT 处方的指征是：经积极药物（抗菌药物、气管扩张剂、利尿剂等）治疗，患者病情稳定至少 1 个月后，静息吸入空气时 $PaO_2 \leqslant 55mmHg$（7.3kPa）或 $\leqslant 88\%$，或 PaO_2 在 55～60mmHg（7.3～8kPa）之间，但伴有肺心病、肺动脉高压、明显的认知功能障碍、继发高血红蛋白血症、睡眠或运动时长时间低氧血症（$PaO_2 < 7.3kPa$）者。

CRF 患者稳定期后，LTOT 可在家庭内进行，又称为家庭氧疗（HOT）。可采用氧压缩容器（氧气瓶）、液态氧和家庭用小型制氧机，3 种方法各有弊端和优势。常用的给氧方法有双腔鼻管、鼻导管、鼻塞或面罩吸氧。原则上应低流量持续给氧。一般 1～3L/min，以免加深 CO_2 潴留导致呼吸抑制。同时还要根据病情变化，每 3 个月或定期随诊或家访 1 次，观察患者症状、体征、化验血红蛋白、红细胞计数、血细胞比容，检测肺功能、血气，观察病情改善情况。

3.营养支持

老年 CRF 患者，由于呼吸负荷重，进食不足，能量消耗大，常伴有不同程度的营养不良，影响机体免疫力，故应该在日常饮食中加强营养支持，鼓励患者进食高蛋白、高维生素、易消化饮食以及适量多种维生素和微量元素的饮食，适当控制碳水化合物的进食量，以降低 CO_2 的产生及潴留，减轻呼吸负荷。

五、功能结局

CRF 的功能结局与患者心肺运动功能减退、气道反复炎症等密切相关。由于 CRF 常反复急性加重，患者应避免急性加重的各种危险因素，坚持呼吸训练、功能锻炼、运动训练及必要的药物治疗，减缓病情发展速度，减轻对患者日常生活活动、工作及社交的影响。若病情控制不好而反复急性加重，CRF 患者的运动性呼吸困难将呈进行性加重，直至静息时也感呼吸困难，发展到最后只能终身依靠机械通气维持呼吸。由此导致的运动障碍也逐渐加重，最终完全丧失运动能力，终日卧床。晚期合并的肝、肾、心、脑等重要脏器的功能障碍也呈进行性加重，并将成为 CRF 患者死亡的直接原因。在心理功能方面，几乎所有 CRF 患者终身都有不同程度的焦虑、抑郁、恐惧、孤独无助甚至悲观绝望等心理障碍，部分患者还可能因机械通气治疗适应性困难而发生人格改变。在社会功能方面，呼吸困难和运动障碍严重影响 CRF 患者 ADL 能力、工作能力及社交活动，生活质量低，最终只能依靠机器维持生命，给患者及其家庭造成极大的经济及精神负担。康复治疗可能改善 CRF 患者的生理功能、心理功能、社会功能，缓解病情以及提高 CRF 患者的生活质量，应早期介入。

六、健康教育

CRF 病程长，常常因呼吸道感染或气道痉挛等原因急性加重，需要终身服药、长期家庭氧疗、长期家庭无创正压机械通气等治疗，给患者及其家庭造成极大的经济及精神负担，因此健康教育在 CRF 的康复治疗中占有极其重要的作用。

（一）疾病知识教育

让患者了解 CRF 的病因、病理生理、急性发作的危险因素，药物的作用、不良反应、剂量及正确使用，使患者正确认识疾病，积极配合治疗。

（二）避免吸烟和其他可能加重疾病的因素

吸烟可刺激分泌物产生、破坏纤毛功能及诱发气道痉挛等，增加感染危险性，从而加重呼吸道阻塞及破坏呼吸道的防御功能，加速肺功能的恶化。所以，各年龄段及各期的 CRF 患者，都应该戒烟。同时，注意居所空气流通，避免有害烟雾刺激。此外，还应避免使用麻醉和镇静剂，以免抑制呼吸。

（三）积极防治呼吸道感染

呼吸道感染是 CRF 急性发作及加重的重要因素，CRF 患者由于抵抗力下降，易反复感冒并发生呼吸道感染。为预防呼吸道感染，应鼓励患者进行各种运动训练，可采用防感冒按摩、冷水洗脸，必要时可接种流感疫苗。一旦发生呼吸道感染，应立即运用抗菌药物，及早控制。

（四）详细介绍各种治疗措施

CRF 的治疗包括药物治疗、建立通畅气道、氧疗、运动训练、物理因子治疗、营养支持、机械通气等，其中大部分都在家庭中自行进行。常用药物的使用方法、供氧装置的选择及氧气的安全使用原则、无创正压呼吸机的运用指导、小型家庭理疗器械的使用及保养知识等都是健康教育的重要内容。

（五）心理支持

疾病久治不愈且呈进行性加重，给患者及其家庭造成了极大的精神负担和心理压力。因此，应注意对 CRF 患者及其家庭成员进行心理疏导，帮助他们正确面对疾病，树立战胜疾病的信心，同时积极配合治疗。

第六章　脑血管病的康复治疗

脑血管病后期约占 80% 的患者留下各种不同程度的后遗症，如偏瘫、感觉障碍、失语、构音障碍、认知障碍、精神心理异常等。这些功能障碍阻碍了患者生活自理、重返家庭和社会，降低了生存质量。为此采用康复医学的治疗方法，可以使 80% 的偏瘫患者重新步行和生活自理，其中约 1/3 的人可以恢复工作，而且使 50% 的幸存者寿命延长 7～10 年或者更长时间。所谓康复治疗是指从医学的角度上，采取一切有利措施预防残疾的发生和减轻残疾对生活的影响，以便患者重返正常的社会生活中。

第一节　脑卒中功能恢复的机制

20 世纪初研究发现，成年哺乳动物神经元损伤后不可能再生。这至今对脑血管病功能恢复仍是最大的理论挑战。尽管如此，仍有大量脑血管病患者的运动、语言和认知功能得到显著恢复，已无可争议。一般认为，偏瘫功能恢复从发病后第 1～7 周开始，一直持续到 3 个半月左右，以后神经功能改善微乎其微。但许多临床研究发现，即使进入慢性期或发病半年以上，经过科学严格的强化训练，也会有不同程度的功能改善。如手功能恢复时间更长，个别患者可达一年以上。一般比较而言，下肢恢复率高些，其次上肢，最难的是手。20 世纪 60 至 70 年代挪威神经解剖学家 Alf Brodal 认为"虽然没有确切的证据表明哺乳动物轴索横贯性破坏后的再生，但是多数情况下，是没受到损伤的神经纤维替代了受损的部分"。随着对偏瘫功能恢复的神经病理生理研究的深入，提出了中枢神经系统可塑性的基本概念。中枢神经系统可塑性是指神经的修饰或适应能力，主要表现神经突触发芽、失神经超敏感、潜伏通路启用、异位皮质区替代、长时程增强等神经元突触水平变化方面，Hebb 认为脑的可塑性实际是突触的可塑性，突触连接变化决定行为改变。突触变化包括突触短期的功能改变和长期的结构变化，许多研究证实这种变化机制是多样的，是在内外环境因素作用下而产生的。90年代科学家们利用经颅磁刺激（TMS）、fMRI、PET-CT等技术研究表明：大脑的功能可以增减、转移，这种变化是"使用"的结果，其与重复的量、有效率的学习、知识扩充及自动学习有关。人类新技巧的习得，可以使脑结构发生变化以适应新技巧。中枢神经损伤可以诱导可塑性的变化，而导致行为改变。同样，脑损伤后的康复训练也可能影响着可塑性机制，而使突触功能和结构发生变化。尽管脑组织损伤后恢复机制十分复杂，但是许多基础性探索研究已为康复治疗带来希望。

一、急性期恢复机制

脑卒中急性期多为第一周，一般称为"自然恢复"期或"自然治愈"期。患者主要在神经内科或脑外科救治，为了减少后遗症，康复训练也应尽早开展，如被动运动、体位变换、良性肢位的保持等。因为多数患者每次的训练时间很短，不是诱导恢复，不贻误"自然恢复"的方向，主要是起着促进恢复的辅助作用。对于自然恢复的机制的认识主要有如下方面：

（1）脑循环、脑水肿的改善（含损伤部位、周边和远处）。

（2）血肿的吸收。

（3）损伤神经组织的变化、吸收消失。

（4）脑代谢的改善。

（5）血-脑屏障的修复和改善。

（6）脑脊液循环的改善。

二、恢复期功能改善的机制

一旦急性期过后，"自然恢复"的速度逐渐减慢，而神经可塑性的恢复比例会增加。据报道：一般在发病后3个月内为"最佳恢复期"，第6个月后功能改善速度开始变慢。运动学习和心理调整此时显得尤为重要。综上所述，应该抓住脑功能改善的有利时期，经过最初1～2个月的康复治疗，多应达到预期的目标；有的也要经过长期康复治疗，神经功能才得以改善，揭示了长期的积极康复治疗也是十分必要的。因此有人提出：脑血管病的康复治疗是个终身的过程。有的患者患病数个月后，因某些原因没有或不再接受康复训练，可能会缺少"神经学性"的改善，但是肌萎缩、关节僵直、躯干肌力低下等失用综合征却成为主要问题，通过改善失用综合征，实现日常生活动作能力提高的例子也不少。据资料统计，病后 6 个月内，70%～90%的患者能行走，1/3 的能恢复实用手，约 1/2 的可以生活自理，1/3 的还可以从事轻微的工作。这种效果和康复治疗的积极介入有关。

既然中枢神经损伤后神经元不能再生，为什么功能却得以恢复或改善呢?关于这个阶段功能障碍恢复机制的研究，1973 年挪威神经学家 Alf Brodal 推论：尽管没有确切证据表明哺乳动物轴索横贯性损伤后的再生，但多数情况下是未受损的神经纤维代替了受损的部分。随后通过大量动物实验和临床观察，又相继提出了许多证据和类似观点，如残存部分的代偿机制学说、损伤周边恢复的晕影学说（半暗带区）以及结论，使人们对康复治疗能改善功能障碍的认识进一步提高。尤其近年通过 fMRI、PET、经颅磁刺激（TMS）和脑电描记器（MEG）等应用，大量证据支持成熟的中枢神经系统在受损后，具有一定程度的自我修复和重组的能力，包括神经元之间变化的潜在性和重组自我修复性的所有机制。尽管对个体研究结论存在差异，但是脑功能重组的可塑性机制初步成为共识。可塑现象可能是学习和损伤修补的基础。如反复的技巧训练使大脑皮质永久或短暂产生记忆，掌握动作。脑血管病后出现偏瘫，经过康复训练，偏瘫症状得到改善甚至消失，也可视为是脑可塑性的典型表现。脑损伤后功能的修复涉及相关脑区域或核团，神经元内结构和突触水平的改变。所谓"功能修复"主要表现在"替代"和"重获"的含义上。"替代"是指神经系统利用其他的感觉传入或运动模式替换已损坏的部分，而使功能得到恢复。"重获"是指通过启用解剖上潜伏的神经结构，再次获得已丧失的功能。

（一）脑可塑性机制

1.神经发芽

神经发芽包括再生性发芽、侧支发芽两种形态结构变化。再生发芽是消失的神经突触本身的真正再生或形成，在中枢神经系统中较少见到；常见到的是侧支发芽，主要是从未受损伤的神经细胞的树突或轴突中向受损伤的神经细胞生长新芽，它构成了中枢性损伤功能恢复的形态学变化，反映了功能代偿或重组的解剖学基础。

突触发芽的类型可能有如下 3 种：

（1）旁侧发芽

在神经纤维上生成新的轴索支，并且末端与另外的神经元形成新的突触。

（2）终端发芽

现存突触的终末端某部分膨出，又形成新的突触。

（3）突触性发芽

仅出现突触终末的接触面扩大，突触的接触点增多。

2.突触效率的可塑性

突触的可塑性是建立在分子水平可塑性的基础上的，它涉及神经末梢去极化、突触的运动频率、突触前膜内钙离子浓度以及外在因素的调节等。突触可塑性包括两种类型：①突触后结构上的突触接触位点数量的改变，如失神经过敏。②已有突触的功能活性变化，如在电生理学上表现为长时程增强（LTP）、长时程压抑（LTD）和失神经过敏。

（1）长时程增强（LTP）

这种现象在正常生理状况下，与学习、记忆相关。所谓 LTP 是指中枢神经受到一定条件刺激后，可引发突触后电位（EPSP）叠加，幅度增大，保持长时间的兴奋状态现象。它可保持十几个小时，甚至几天。当突触后膜上的 NMDA 通道受刺激时或与神经递质结合，则平素阻挡 Ca^{2+} 内流的 Mg^{2+} 让位，Ca^{2+} 内流的浓度增加，导致了 LTP。动物训练发现：动作技能获得程度与 LTP 呈正相关，影响 LTP 的因素也影响运动的学习和记忆。

（2）长时程压抑（LTD）

LTD 是指突触传递效率（兴奋性）的长时间降低。这种现象存在脑的许多部位里，最早是在小脑内发现的。小脑的浦肯野（Purkinje）细胞接受的两种兴奋性突触，分别来自苔藓纤维和攀缘纤维。如果同时重复刺激两者，则可在平行纤维与浦肯野细胞间的突触上观测到浦肯野细胞放电率下降或 EPSP 降低，可长达 1 小时。目前认为 LTD 产生与 Ca^{2+} 内流导致谷氨酸的使君子酸受体失敏有关。低频电刺激可使突触后膜的 NMDA 通道受到压抑，钙离子内流减少，形成 LTD。一般认为小脑突触的 LTD 效应关系到精细运动的学习和记忆。

（3）失神经过敏（DS）

这一现象首先发现在周围神经系统中，神经-肌肉接点，后来在脑内也发现。失去神经支配的肌肉的兴奋性异常增高，或者失去传入神经结构后，突触后膜对特定的神经递质的反应敏感性增强，都可使细胞膜上的受体增多，据认为其可保持失神经组织的兴奋性，减少变性，与将来重新接受新的前神经纤维的支配，形成新突触有关。

3.神经网络功能的变通性

这里是指神经系统利用新的功能模式替代已经损失的功能，使整个运作程序仍处于有效的状态。有人提出：可塑性的潜能，或是大脑未损伤系统的重组，孕育了一个逐渐增长的积极的体系。通过越来越多的 fMRI、PET、TMS 技术研究发现：脑损伤后功能的恢复与大脑次级运动区（如补充运动区、前运动区、小脑、感觉运动区等）的参与有关，另外脑卒中的不同阶段，两侧半球激活区不同或者参与程度有差异。可以认为重组的神经学机制是一个动态过程，它可能受到神经病理损伤程度的变化、患者在康复治疗中付出的努力程度、环境和作业训练方法等因素的影响。变通性包括潜在通路的启用、古旧脑的代偿、对侧或同侧周边的代偿、不同感觉神经之间的功能替代等。

（1）潜伏通路的启用

中枢神经系统中每个神经细胞通过突触与其他众多神经细胞连接起来，但平时多数连接通路处于被抑制或"休眠状态"。当主要神经通路受损后，信息传达网络在数小时内会出现抑制状态，感觉传入被阻断，其大脑感觉区的抑制性神经递质如 γ 氨基丁酸（GABA）出现一过性减少，以后旁侧神经通路被激活启用，发挥主通路作用。

（2）古旧脑的代偿

哺乳动物脑的最外侧皮质为新脑，当其损伤时功能会丧失或降低，由脑内层的古旧脑部分承担起新脑的功能，但大多只能学会执行粗糙运动，缺乏精细动作的能力。

（3）对侧或同侧周边代偿

许多研究证实，大脑双侧半球及同侧损伤周边的皮质功能具有相互代偿的能力。目前功能影像学研究发现，运动功能重组表现可能有 3 种：患侧受累及的主要运动区发生移位；患侧未损伤部位仍有激活；非主要运动区的功能明显激活。

Morell 发现皮质某部位兴奋一定时间后，对侧相应部位的核糖核酸合成明显增加。White 对猴进行整个半球的切除试验，结果发现术后运动功能能够大部分恢复，证实了每侧半球均有双侧传出，维持身体两侧的功能。说明双侧半球相应部位间存在着联系，有利于损伤后运动功能的重新组织和支配，如语言功能的互相转移、运动能力的互相替代。

（4）感觉的替代

利用皮质内不相干的神经区域来替代丧失的功能，使未受损的输出的突触效应被调整。如盲人利用触觉代替视觉做空间定位。有研究发现，截肢术后患者的肢体皮质感觉区变成颜面感觉区，考虑为感觉区域间的替代。Rossini 等研究发现 1 例大脑中动脉缺血性脑卒中患者，导致运动功能丧失一年后，训练右侧肢体，fMRI 发现左侧大脑半球感觉运动区不对称性增大和后移。

4.与神经生长、发育过程相关的体内生物因子作用

目前，围绕着生物体内的促进神经生长和抑制神经生长的类生物因子研究中有许多新的发现。体内的两类物质对神经生长的作用截然不同，对神经系统产生综合性效应。

（1）促进神经生长发育的因子

具有保护、促进神经正常生长发育的称为神经营养因子，它是一些能够提高神经元生存率的多肽。由于其局部的神经营养作用，可有利于突触的重塑和改变受体的表达。20 年来对神经营养因子的研究给予极大的重视。但是生长和再生的含义不同，迄今仍未发现确实有效的直接帮助中枢神经再生的因子。人们已经开发出许多生物制剂，在临床治疗中枢神经损伤方面发挥了一定的作用。

如神经生长因子（NGF）在神经元靶组织产生，被神经元轴突末梢摄入，逆行运输到胞体，维持神经元的存活，对损伤后的轴突有促进生长作用。又如胶质细胞源性生长因子（GDNF）对脊髓损伤的恢复具有重要作用，它从胶质细胞系分离出来，可以在运动神经损伤时保护神经元存活，与此类似的神经营养因子（NTF），如睫状节神经营养因子（CNTF）、

神经营养因子-3（NT-3）也具有一定的保护神经元存活、防止凋亡的作用。如临床应用的神经节苷脂（GM1）在正常神经元发育及分化中起重要作用，能促进神经突生长，增加损伤部位轴突存活数目。

（2）抑制神经生长的因子

大量研究发现，成年动物中枢神经的轴突只能够在周围神经移植物中再生，提示中枢神经系统的内环境中可能含有某种抑制再生能力的物质。

（二）影响中枢神经可塑性的主要因素

对于神经可塑性的影响作用，主要表现在脑损伤的功能修复程度、速度和最后的质量上。

1.损伤的性质

神经组织受损的数量、部位、起因（创伤和疾病）、进展速度（急性和慢性）等是决定机体预后的一大因素。如脑手术时，脑组织切除区域越大，功能恢复越差，大面积脑梗死的患者也如此。重复的损伤比一次性伤害更难恢复，其可能是一个多次不固定的错误信息难以准确被中枢神经系统调节，也不利于相应的代偿机制的形成。但也有研究认为损伤大不一定引起重度功能障碍，这与损伤部位有关。脑肿瘤是个慢性损伤过程，中枢神经系统很难对其进行有效的调整，功能障碍表现逐渐加重。

2.可塑性临界期

脑损伤后功能的修复过程中，功能训练和药物治疗存在一个"时间窗"的问题。代偿的"敏感期"是损伤的早期，学习训练的效果明显。另外长期卧床制动、对高张力肌肉缺乏抑制、采用非正常（不科学）的动作模式训练或缺少正确的对策（如放置不管、单纯依赖药物或期待自然恢复、畏惧运动而静养等）都会延误最佳的脑可塑期，导致异常运动模式的固定化。一般认为脑卒中发病第3天后即可出现神经的可塑性变化，发病后1~3个月为自然恢复期，该期可塑性变化尤为显著。但是，可塑性是脑组织的基本能力，临界期是相对的影响因素，一些实验证明：即使中枢神经系统损伤半年以上，再次给予适当刺激，脑仍可出现激活区改变以及行为变化。

3.再学习及训练的作用

脑损伤后功能的修复是一个中枢神经系统的再学习、再适应的过程。如运动训练作为一种外界刺激，是向损伤的中枢神经系统定向地提供具体的修正方案和相关信息再传入的源泉，各种信息经过相关中枢的重组而形成一个新的行为模式，即诱发适当的运动应答。无论是感觉替代，还是神经网络功能的变通，都是要经过反复的"做"来学习和建立。例如，将两组猴大脑损伤后，次日一组开始积极的关节活动和移动训练，猴很快改善了运动功能，而饲养放置且不训练的那组的猴多数死于挛缩和压疮。也有人主张在神经网络重组活跃期，给予大量的位置觉和运动觉刺激（称多重感觉刺激），如让患者注视患肢、主动感知运动，体会运动中的差异变化，有助于正确模式的建立。有时可用语言提示或矫正动作，增强记忆。

突触的效率如何取决于突触使用的频率。运用得越多，突触效率越高，所以反复训练、学习才能形成突触记忆，或者使具有某种功能的神经网络结构承担新的功能。如脑血管病的恢复期（发病 3 个月后），中枢神经仍存在可塑性，虽然不如早期敏感，但是反复训练或者重复多种感觉的外周刺激尤为重要。功能影像学的许多研究提示，脑区激活与外界刺激量密切相关，具有明显的动态性，而与原有的功能状态不一定平行。

训练方法与脑可塑性关系密切。如强制性使用运动疗法（CIMT）、想象性运动疗法、神经易化技术、双侧运动疗法、重复训练疗法以及机器人训练等各有特点，许多功能影像技术研究发现：不同的康复训练方法在脑内表现出不同的神经激活模式，因此结合病情，科学选择方法，摒弃缺少循证医学支持的技术，才可能产生最好的疗效。

4.环境和效果

一般认为，脑损伤后，通过丰富环境使剩余的功能增大而代偿。幼儿教育也证明丰富的环境对儿童智力发育有益。丰富的康复治疗环境，包括医疗、家庭及社会条件和支持氛围，有助于脑损伤后身心障碍的恢复。在小鼠实验性脑梗死后，分成环境复杂组与普通组分笼饲养，前者运动功能恢复最好，甚至将小鼠推迟 15 天再放入环境复杂笼饲养，功能恢复也优于后者。临床手术观察也显示手术后环境能够影响功能恢复的程度或速度。如对坐轮椅者进行复杂环境、社会交往、身体活动等方面比较，社会交往多者恢复较好。如果在复杂环境中允许身体自由的活动，再加上良好的社会交往，效果则更好。

5.心理素质

研究认为所有脑卒中患者都有不同程度的自发性恢复和神经功能重组的潜力，它不仅取决于神经病理损伤程度的差异，而且与患者在康复治疗中，为实现环境和作业要求做出的积极努力程度有关。许多临床实例证明，患者的乐观、勇于面对现实，具有战胜残疾、争取自立的良好心理素质，多能产生较好的治疗效果。

6.年龄

一般而言，发育中的大脑较成熟脑组织更易变化，可塑性较大。同样部位的损伤，成年人的症状大于年轻的个体，年龄越小可塑性越好。有人认为越是成熟的个体，完成的"投射量"（突触的数量）越多，而其生长能力越是相对的小。如将幼猫和成年猫的胸段脊髓切断，前者在以后的发育中，其后肢仍有较好的运动协调能力；而后者则行走困难。但是也有不利的方面，如幼儿左半球损伤后，不仅出现运动、语言障碍，而且易伴有严重的智力和知觉缺陷，而对于同样损伤的中年人，后述症状较轻。显然，年龄对可塑性的影响具有双重性。

7.物种

物种的进化过程中，越是低等的物种结构的重组性越是占优势，越容易形成新的神经联系。

8.药物

临床中急性中枢性神经损伤使用的药物，能改善神经的营养状态，减少其变性，具有保护脑细胞的作用。另外前述各种营养因子的生物制剂的应用，如神经节苷脂（GM1）能促进神经的生长，有利于损伤的神经纤维修复。

9.物理因子

某些物理因子可能具有促进轴突生长速度的作用。有报道 $30\sim100\text{mV/mm}$ 梯度的恒定磁场可能促进中枢神经的恢复；经颅磁刺激（TMS）疗法具有兴奋或抑制中枢神经的作用，可能影响脑的可塑性。

10.神经移植

一个世纪前人们就开始了对脑组织的移植研究，动物实验和临床上已经观察到宿主脑组织与移植的幼鼠或胎儿的新生皮质细胞建立了联系，发生作用并产生营养因子影响周围的神经元，但是移植的神经组织是否能长期存活及发挥其原有的功能的问题仍未解决。近年来神经干细胞定向诱导分化调控、神经干细胞移植的研究备受重视。神经干细胞可以分化，通过分裂产生相同的神经干细胞，并进一步分化为成熟细胞，从结构和功能上替代或修复损伤的神经组织，它有可能影响神经系统的可塑性。Wagner 等将神经干细胞移植到帕金森病模型的鼠脑中，发现神经干细胞在其脑组织中迁移并修复损毁的脑组织，且震颤症状明显减轻，可能是神经干细胞分化成为多巴胺能神经元起到治疗作用。近年来许多科学家通过获取的胚胎干细胞，在体外定向培育出全身 200 多种细胞类型及机体的各种组织、器官。另外骨髓间充质干细胞也可向多种细胞组织分化，将其移植到动物体内具有改善肢体瘫痪的作用。由于干细胞培育、分化及调控机制的复杂性，人类干细胞移植能否解决脑组织损伤后导致的局限性脑功能缺失，仍需要投入大量的研究。

第二节 康复治疗程序及方法

一、康复治疗的范畴

在康复治疗中，应该了解或弄清解决问题的范畴，围绕其中开展有目的的治疗工作。

（一）促进自然恢复

有利于尽快改变循环代谢，促进脑循环自动调节和血-脑屏障功能的正常化。

（二）防止继发性功能障碍的发生

（1）预防肌萎缩、肌力低下、挛缩、骨质疏松等失用综合征。

（2）预防韧带弛缓、肩手综合征等误用综合征。

（3）如已经发生上述综合征，应及时矫治。

（三）强化残存的功能

在加强改善患侧肢体功能的康复训练过程中，对于健侧来说，其不一定是"健常"的，也应该对健侧上下肢进行功能强化性训练，有时此类训练可作为重点进行。如老年人在脑卒中发生之前，就可能存在肌力低下。

（四）改善瘫痪侧

瘫痪侧随意运动能力的改善与肌力的改善相比，应该放在首位。提高随意运动控制能力的神经肌肉易化技术（如 PNF 技术、Bobath 疗法、Brunnstrom 疗法、Rood 法等，统称为促通技术）、运动再学习法、强制性使用运动疗法（CIMT）、想象性运动疗法、双侧运动疗法、重复训练疗法以及机器人训练等各有特点，应结合病情评价，进行科学选择运用。

（五）高级神经功能障碍（失语、失认、失用等）的评价

康复治疗中，要对高级神经功能障碍进行如实的评价，这不仅能够预测功能障碍，还能决定治疗方案。它在判断整体性预后上十分重要的，对确定最终康复目标有重大影响。

（六）排便排尿自立

发病早期就应开始排便排尿的训练，使患者自立，不仅能减轻护理工作量，也关系到开展其他项目训练，提高日常生活能力等，另外也可以减少或预防尿路感染或等其他并发症。

（七）代偿方案

为改善功能，有各种代偿的方法，不能千篇一律采用某种习惯的方式。要因人因症而异，如多数老年人的功能改善不如中青年人，在发病之后就可能马上出现肌力低下，为适应患者可使用必要的支具、自助具。

（八）简化日常生活动作（ADL）

脑卒中患者多伴有肌力低下，耐久性差的问题，可导致生活能力下降，应该协助患者想办法简化生活动作，使其能掌握要领，多练习患者容易做的动作。

（九）危险因素及并发症的管理

重点管理好高血压、动脉粥样硬化、糖尿病、冠心病等并发症。不能忽视上述疾病的各种症状的观察，发现时要及时妥善处置。

（十）神经障碍的改善

许多神经障碍的改善机制并非十分清楚，如发病 1 年后的患者中仍可见到肌力迅速提高，上下肢瘫痪才进入完全恢复的高峰阶段。有时也可见到，尽管脑功能改善进入"无希望"时期，但有时失语症却明显改善。一般认为，这种现象起因于脑的可塑性，根据康复技术，如能控制可塑性朝向更加合理且具有功能性的方向进行的话，就更有意义了。这也是康复治疗研究的课题。因此摒弃不科学的，无意义的康复方法是十分重要的。

二、康复治疗程序及方法

脑卒中康复治疗主要是通过运动疗法为主的综合措施，促进运动功能恢复，减少后遗症和并发症，充分调动残余功能，调整心理状态，学会使用辅助器具，指导家庭生活，争取实现生活自理。功能训练不应理解为"治愈"功能障碍，主要是控制异常的，原始的反射活动，改善异常运动模式，防止其构筑化，重建正常运动模式，强化随意性控制动作的能力。另外，加强软弱肌肉力量的训练。脑卒中恢复各期表现不同，所采用方法要有所区别。

（一）早期康复护理内容

发病早期康复治疗的重点是护理，尤其重症者，其关节活动度的维持，体位变换，良性肢位的保持等都是不可缺少的。

在坐位和站立训练时，危险因素的管理非常重要。如脑卒中发病初期血压自动调节功能低下，姿势的急速变化可引起体位性低血压，因此在血压略高点的条件下，训练反而更安全些。在抗重力体位下训练，注意保持脑血液循环量问题。

（1）不能使血压过度下降，应维持一定高度

可使用血压监护仪，每 2～5 分钟测量一次。血压低时，如与训练前相比较，收缩压下降 30mmHg 以下应停止训练，但要排除降压药物的作用。

（2）心律不能过快

一般在 100 次/分以下可以训练，有心房纤颤时在 140 次/分以下可以训练。

（3）注意观察临床症状

如有颜面苍白、冷汗、发绀、呵欠、自觉疲劳等，应终止训练。

（二）康复程序

1.超急性期（发病几日内）

（1）神经内外科性治疗

如生命指征、神经所见、头部 CT、MRI、血液、心电图等检查；清除血肿手术、脑水肿预防或减压、维持脑血流量、预防恶化和再发。

（2）康复治疗

主要目的是预防失用、维持健侧和躯干肌力、维持立位感觉、安定心理状态。待患者意识障碍恢复时，施关节活动度训练、变换体位、保持良肢位。做好危险因素的管理，施短时间的坐位、立位训练等。

2.急性期（约 1 周内）

（1）神经内外科性治疗

脑水肿的预防、减压，维持脑血流量；预防恶化和再发、营养管理、危险因素、全身性管理等。

（2）康复治疗

目的同上。提高功能，逐渐向实用步行努力。

3.恢复期早期（2～4 周）

（1）神经内外科性治疗

预防恶化和再发、营养管理、全身及危险因素管理；预防并发症。

（2）康复治疗

功能恢复训练、日常生活动作训练、高级功能训练、心理治疗。

4.恢复期中后期（2～6 个月）

（1）神经内外科性治疗

对痉挛增强的抑制、疼痛的对策（如丘脑痛）。

（2）康复治疗

主要目的是功能和能力障碍治疗、家庭和社会的适应、对障碍的接纳和克服的对策，包括功能恢复训练、日常生活训练、高级脑功能训练、ADL 关联训练、耐力和体力训练、就职前训练、住宅环境整修等。

5.慢性期或后遗症期（7 个月至 1 年及以上）

（1）神经内外科性治疗

预防再发，维持健康水平、外科性功能再建术。

（2）康复治疗

主要目的是寻求社会性的适应。包括高级脑功能训练、职业环境调整、功能维持。一边维持功能一边正常生活。

（三）各阶段的康复治疗

1.物理治疗

（1）床边训练

①早期的体位：早期开始保持良好的肢位，后期的肢体功能状况会更好。卧床姿势要点是保护肩部，（尤其肩在下方的侧卧姿势），取上肢良性功能肢位（肩前伸、肘轻度伸展位），预防髋关节外旋和外展，预防膝关节出现过伸展或屈曲挛缩，预防足内翻和跖屈。需要注意的是，传统的用手握毛巾卷来使手指伸展的方法可能会因抓握反射的作用而导致手指屈曲痉挛加重，因此不建议在患者手中放置任何物品。抗痉挛体位摆放要注意以下要点。

健侧卧位：

头颈：中立、对称；

受累侧上肢：下方垫枕头、前伸，腕关节中立位、手指伸展、拇指外展；

躯干：对线良好；

受累侧下肢：髋部前屈，用枕头支撑；膝部略屈曲。

患侧卧位：

头颈：中立、对称；

受累侧上肢：肩关节下方垫枕头前屈，伸直肘关节，前臂旋后、腕关节中立位、手指伸展、拇指外展；

躯干：伸直，对线良好；

受累侧下肢：屈膝；

非受累侧下肢：屈膝，膝关节下方垫枕头。

仰卧位：

头颈：中立、轻微前屈；

受累侧上肢：前伸，轻度外展、外旋，腕关节中立位、手指伸展、拇指外展；

躯干：伸直，对线良好；

受累侧下肢：髋部下方垫枕前屈；足底无支撑物。

②被动关节活动度训练：为预防关节挛缩，早期可施关节的被动训练。肩及踝关节最易产生挛缩，应给予高度重视。关节训练的重点有下面几点。

肩：外展、外旋、屈曲；

髋：外展、伸展；

肘：伸展；

膝：伸展；

手：背屈、伸展、尺屈；

踝：背屈。

③助力运动和主动运动：如果全身状态稳定，可逐渐增加助力下的主动运动和独立的主动运动训练。如用健侧手与患侧手十指交叉，协助做伸展、上举运动，可以预防肩肘挛缩，也会有助于以后的坐位和起立时的姿势活动。

④床上起坐训练：起坐时要注意自觉症状和血压变化，然后再进行坐位维持练习。

⑤坐位平衡训练：首先可使用起坐床协助患者进入床上坐位训练。基本上达到此目的后，立即让患者垂双足坐在床边练习平衡。助力者可坐在患者一侧向左右前后轻轻摇晃患者身体，强化其坐位平衡能力。

⑥乘轮椅训练：此训练几乎与坐位训练同时开展，让患者坐在轮椅上，主要训练耐久力。

⑦起立训练：随后开展由床向轮椅移动及向厕所移乘的训练，此时也要进行起立训练。

（2）训练室训练

①基本动作训练：翻身、骨盆上举训练、起立、长坐位训练、膝跪位训练、三肢和四肢支持、爬行训练、臀部蹭行训练、坐位到站起训练等。

②平行杠内训练：在平行杠内，先从轮椅坐位开始训练，逐渐转向立位平衡训练、平行杠内行走训练等。根据健足和患足的位置关系可分为 4 种类型的步态。

a.相反型：健足、患足交替落在前方。

b.平齐型：摆动足落下与支撑足平齐。

c.患足前型：患侧足总是落在健侧足的前方。

d.健足前型：健侧足总是落在患侧足的前方。

各种类型可以互相变化，随功能改善，最后进入平齐型→相反型，步行速度和耐力也随之提高。

③持杖步行训练：一般多使用 T 字手杖，有共济失调、重症麻痹、上肢肌力低下时，可选用稳定性好的肘杖、四点杖。在使用手杖和迈足的时间关系上，可分为 3 点步行和 2 点步行方法。三点步行顺序：手杖→患足→健足，再反复前述动作，总是保持三者分别运动；两点步行顺序：手杖和患足→健足，再反复前述动作，总是分成两个运动部分进行。

④上下阶梯：学会平地步行后，施上下阶梯训练。先使用扶手上下阶梯，再试用手杖。上下阶梯的方法有 2 足 1 阶和 1 足 1 阶两种方法。2 足 1 阶指双足在每个台阶上，落齐后再迈步；1 足 1 阶指双足交替迈上迈下。最初训练时多采用 2 足 1 阶法，上时先迈健足，下时

先迈患足，这样做稳定性较好。

⑤实用性步行训练：主要进行室外训练，以适应生活环境。如练习上下火车站和商店的阶梯、坡道，学走凹凸不平的砂石路，跨越小沟，练习慢跑等。

⑥驱动轮椅：适用重症老人或体力衰竭者。一般将患足放在轮椅踏板上，用健侧足向后蹬地，健侧手向前转动铁轮行走。对于步行缺乏实用化和远距离移动者，可以使用轮椅。

⑦下肢支具的应用：下肢支具可作为提高步行能力的一种方法来使用。分为长短两种支具，依症状选用。

小结：实现步行功能的物理治疗，对于伴有疼痛、肩手综合征、Pusher 征，半侧空间者等还可采用其他物理治疗手段，如光、电、热疗等方法。

2.作业治疗

作业治疗主要是针对上肢及手功能进行的训练。

（1）床边训练

作业治疗应在早期床边开始进行，包括体位、关节活动度训练、助力下的主动运动、主动运动、抗阻运动等，各种注意事项与物理治疗相同。急性期的作业疗法目的：改善肢体功能障碍，预防失用征。促进就餐动作、排泄动作等日常生活动作的早期自立。

（2）训练室训练

患者的坐位可维持 30 分钟时，就可以实施训练室的作业治疗。依据病情选择如砂磨板、滑车、体操棒、套圈、拧螺杆、剪纸、编织、刺绣、书法、绘画、皮革工艺、陶艺等方法。通过这些方法，达到如下目的：

①增大或维持关节活动度。

②强化肌力（含健侧和患侧）。

③耐久力训练。

④提高协调性和精细性。

⑤培养注意力、改善精神状态、预防或改善痴呆。

⑥放松心情、娱乐调整心理。

⑦日常生活动作训练、家务动作训练。

⑧职业前训练。

⑨失认、失用治疗。

⑩支具使用。

（3）神经肌肉易化训练

患侧上肢的运动感觉再教育训练与提高健侧的代偿能力应同时进行。利手侧重度瘫痪时，利手交换训练也应进行。卧位时训练上肢上举，促进肩胛骨周围肌群随意控制能力。坐位时把患肢放在身体的前方或后方，支撑身体重量，可以诱发肌收缩，促进肘伸展活动。在套圈和拧螺丝等训练中，应该注意抑制肌痉挛。神经肌肉易化技术较多，常用 Rood 法、Brunnstrom 法、Bobath 法、PNF 法等。

3.日常生活动作训练

首先评价日常生活动作能力，尽量设定具体的目标，仔细观察运动功能的状态，制订合适的训练计划。训练中，应选择含有必要的坐位和起立动作内容的作业课题，在训练的场合下获得日常生活动作。

（1）就餐动作

利手无障碍时就餐无困难。利手有障碍时，可以训练非利手，使用匙子、叉子就餐。伴有半侧空间忽略、失用症者还应该训练高级神经功能。

（2）洗漱整容

洗脸、刷牙、梳头等动作，在恢复期轻症者可以使用自助具，基本可达到自理。如果在床上或椅子上进行这类动作，还应进行坐位或立位的平衡训练。

（3）更衣动作

因单侧肢体瘫痪及关节挛缩，应修改衣服和更衣方法。如前开领衬衣，应先穿患侧上肢袖子，随后到肩上，再向后伸健肢穿入袖口。脱衣动作顺序则相反。穿裤子也是先穿患足，然后穿健足；如果躺着穿，可将臀部抬起。坐位时稍站立，将裤子拉到腰部。脱裤子时，先从健侧脱下，再坐到椅子上脱患侧。

（4）排泄动作

如果基本动作、移动动作、更衣动作不能正确进行，则排泄动作也困难。对于站立平衡、移动能力低下的患者，可以手扶栏杆，改进移动方法，还可以使用携带式简易便器、尿壶等，还可对居室改造，使之适合患者如厕。

（5）生活关联动作与就职前训练

烹饪炊事、洗刷、扫除、外出、购物等家务活训练，可根据个人能力及以后的需求逐项进行。

如果涉及再就职，作业治疗应以职业内容为标准，尽量选择与实际情况相适应的训练项目。

4.脑高级功能障碍训练

（1）失认的康复治疗

失认症状在临床上很少单独出现，所以有时它与感觉障碍很难区别，例如，联合型视觉失认和失语。失认的症状并非固定不变，这里叙述的仅仅是临床症状，临床上要诊断失认还需要详细慎重的检查。

目前失认的康复治疗，多将知觉、认知、运动三者功能训练结合同时进行。常用方法有以下 4 种。

①神经发育（NDT）或感觉运动法：主要用来提高患者的感知和控制自身的能力。如利用前庭感觉和触觉输入，训练患者控制姿势和平衡，鼓励应用两侧身体。

②训练转移法（TTA）：假定重复练习一种训练知觉的作业，会影响人将来的类似行为。如在桌子上做形状匹配联系，将会转变为将衣物形状和身体部分匹配等需要知觉技能的行为。

③功能治疗法（FRA）：反复练习与日常生活动作（ADL）密切相关的活动，如在轮椅上转移身体、烹调食物等可训练患者的知觉功能。

④行为疗法：脑血管病中常出现忧郁、疲劳、经受不了挫折环境、认识过程存在缺欠、持续动作、记忆力不清、缺乏洞察力等行为，可以用条件反射的方法，将中性刺激与引起

所需要的反应的刺激匹配起来。例如，当患者拒绝起床或去治疗室训练时会出现焦虑，解决办法就是告知患者只有去治疗室才提供饮食，几日后患者就会就范。

感知觉障碍方面包括实体感缺失、体像障碍、单侧忽略、同向偏盲、双侧空间认识不能（左右失认、手指失认、失读及失写的 Gerstmann 综合征，垂直感觉异常）、视觉失认（形状、面貌、空间关系）等均可以采用上述四种方法进行，主要在作业疗法中实施。

（2）失用症的康复治疗

①意念性失用：因为患者完成动作逻辑混乱，那么可以将一个整套动作分解成为若干个小动作，按照顺序训练，每个动作完成后予以提示，反复训练直到逐渐掌握整个运动完成的程序。如果知觉技能不能改善，可以集中改善某个单项的技能。

②意念运动性失用：由于患者不能按照医师的命令进行有意识的运动，但是过去曾经学习过的运动可能自发出现。因此，治疗时要设法触发其无意识的自发运动。例如让患者刷牙，命令不行，模仿医师刷牙也不行，但是将牙刷放在患者手中或许能够让其自动刷牙。这就是要常常启发患者无意识运动以达到改善功能的目的。但是没有学习过的动作，是无法启发的。

③结构性失用：选用对患者有目的和意义的作业课题，治疗中多运用暗示和提醒。最初让患者复制事先的示范（平面图或者立体构造图），多给暗示，以后能力提高时逐渐减少提示次数，并增加构造图的复杂性。

④穿衣失用：医师可以用暗示、提醒，甚至一步步地用语言指示，同时用手教患者进行，也可以给患者上下衣、左右部分作明显记号，以引起注意，同时辅以结构失用的训练方法效果更好。

⑤步行失用：由于患者不能发起步行的动作，可以在前方放置障碍物或者"L"形手杖，诱发迈步，还可在开始步行时用喊口令配合行走，加大上肢的摆动以帮助行走。

5.言语矫治

（1）构音障碍

发音器官的训练主要有放松练习、腹式呼吸训练、构音器官运动（下颌运动、颊部、口唇及舌的运动等）、吞咽训练、发音训练等。重症者可并用手势或手指点字、笔谈等代偿手段，还可借助多媒体语音训练器、录音（像）机等进行。

（2）失语症

失语症类型较多，可根据症状程度进行听、说、读、写、计算能力的训练。

6.室外、外出、外宿训练

室外、外出、外宿可作为专门能力来训练，这样才能让患者更好适应外界环境。根据门诊和通勤的手段，可指导患者及家属使用室外支具的方法、移动轮椅的方法、乘的士、上下公共场所的楼梯及电梯、购买车票等方法进行训练。另外出院前回家暂居的过渡计划和家室试住训练也应实施。通过这些方面的训练，能解除患者及家属不安、恐惧、疲劳等感觉，使患者较快地重新适应家庭或社会生活，逐渐减少对医院的依赖性。

参考文献

[1]顾力华.中风病临床实用康复技术[M].北京：中国中医药出版社，2018.

[2]陈锦秀.康复护理技术全书[M].北京：科学出版社，2018.

[3]霍秀芝.实用小儿脑瘫现代康复[M].北京：中国协和医科大学出版社，2014.

[4]王俊华.康复治疗基础[M].北京：人民卫生出版社，2014.

[5]赵永康.中医康复学[M].北京：科学出版社，2018.

[6]陈健尔，甄德江.中国传统康复技术[M].北京：人民卫生出版社，2014.

[7]郭铁成，黄晓琳，尤春景.康复医学临床指南[M].北京：科学出版社，2016.